Jan Chozen Bays

Achtsam essen

Jan Chozen Bays

Achtsam essen

**Vergiss alle Diäten und
entdecke die Weisheit deines Körpers**

Deutsch von Cordula Kolarik

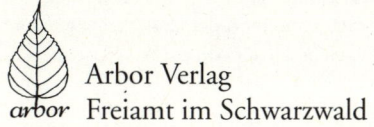

Arbor Verlag
Freiamt im Schwarzwald

© 2009 by Jan Cozen Bays
© 2009 der deutschen Ausgabe: Arbor Verlag GmbH, Freiamt,
by arrangement with Shambala Publications, Inc., Boston
Die Originalausgabe erschien unter dem Titel:
Mindful eating

Alle Rechte vorbehalten

2. Auflage 2011

Titelfoto: © photocase.com, Yvonne Paulus
Lektorat: Dr. Richard Reschika
Gestaltung: Sandy Riemer
Druck und Bindung: Kösel, Krugzell

Dieses Buch wurde auf 100 % Altpapier gedruckt und ist alterungsbeständig.
Weitere Informationen über unser Umweltengagement
finden Sie unter www.arbor-verlag.de/umwelt.

www.arbor-verlag.de

ISBN 978-3-86781-003-6

Inhalt

Geleitwort

„Die Welt zu sehn im Korn aus Sand
Das Firmament im Blumenbunde
Unendlichkeit halt' in der Hand
Und Ewigkeit in einer Stunde."
WILLIAM BLAKE[1]

Kaum eine biologische Funktion ist für die Lebenserhaltung wichtiger als das Essen, da wir im Gegensatz zu Pflanzen nicht durch Photosynthese aus Licht und Luft Nahrung ziehen können. Das Atmen geschieht zum Glück von selbst, ebenso wie das Schlafen. Doch das Essen verlangt eine gezielte Tätigkeit von uns, sei es beim Anbau, Sammeln, Jagen, Einkaufen, beim Besuch eines Restaurants oder der anderweitigen Beschaffung einer Reihe von Lebensmitteln, die oft erfordern, dass wir oder andere sie irgendwie zubereiten und miteinander kombinieren, um den größtmöglichen Nutzen zu erzielen. Als Säugetiere verfügen wir über ein komplex aufgebautes Nervensystem, das sicherstellt, dass wir motiviert sind, Nahrungsmittel zu finden und zu essen (Hunger und Durst), und dass wir merken, wann diese Bedürfnisse befriedigt sind und der Körper bekommen hat, was er momentan braucht, um eine Zeitlang bei Kräften zu bleiben (Sättigung). Doch in unserer postindustriellen Ära sehen wir das Essen allzu oft als etwas derart Selbstverständliches an, dass wir uns völlig achtlos damit beschäftigen und es mit komplizierten psychologischen und emotionalen Problemen beschweren (die Doppeldeutigkeit ist hier Absicht), die einen einfachen, grundlegenden und wunderbaren Aspekt unseres Lebens verdunkeln und bisweilen gravierend verzerren. Sogar die Frage, was Lebensmittel wirklich sind, bekommt in einem Zeitalter industrieller Landwirtschaft, maschineller Verarbeitung und ständiger Erfindung neuer „Snacks" und „Lebensmittel", die unsere Großeltern nicht als solche erkannt hätten, eine ganz neue Bedeutung. Und durch die starke und manchmal zwanghafte Beschäftigung mit den Themen Gesundheit und Essen in dieser „Schönen neuen Welt" verfällt man ebenso leicht in einen gewissen „Nutritionism" (einer Besessenheit bezüglich der Nährwerte von Lebensmitteln)[2]. Dieser kann es einem schwer machen, einfach das Essen und all die gesellschaftlichen Tätigkeiten rund um seine Zubereitung sowie das Zubereiten, Verteilen und Feiern des Wunders der Nahrung und das Netz des Lebens, in das wir eingebettet sind und von dem wir abhängen, wirklich zu genießen.

Auf ähnliche Weise sind die Geisteszustände des fehlenden Gewahrseins, der Sucht und der Selbsttäuschung in dieser Welt leider sehr verbreitet und fungieren in gleichem Maße als Zerstörer der geistigen Gesundheit, des Wohlbefindens und der authentischen Beziehung auf jeder Ebene des Körpers, des Geistes und der Welt. Jeder von uns leidet mehr oder weniger stark daran, nicht nur, was Lebensmittel und Essen angeht, sondern hinsichtlich vieler Aspekte unseres Lebens. Es gehört zum Menschsein dazu, in diesem Zeitalter vielleicht noch verstärkt durch den besonderen Stress und Druck unserer von dem Zwang zu permanenter – 24 Stunden am Tag und sieben Tage die Woche – Erreichbarkeit, von Aufmerksamkeits-Defizit-Hyperaktivität und vom Wahn nach Berühmtheit besessenen Kultur. Doch die gute Nachricht lautet, dass man diesen inneren und äußeren Druck auf unseren Geist und Körper und das Leiden, das diese bisweilen ungesunden Einflüsse zur Folge haben, erkennen und gezielt daran arbeiten kann. Davon kann jeder profitieren, der bereit ist, sich zumindest ein wenig der Pflege der Achtsamkeit und der Herzenswärme zu widmen. Dieses Buch ist eine sanfte Einladung, sich an diesem Prozess der Heilung zu beteiligen, und ein weiser Begleiter für Ihre Lebensreise in Ihre eigene Ganzheit.

Nirgendwo sind die Elemente des Menschseins, die wir fehlendes Gewahrsein, Sucht und Selbsttäuschung nennen, heutzutage so schmerzlich und tragisch zu sehen wie in den verbreiteten Störungen unserer Beziehung zu Lebensmitteln und zum Essen. Dieses Ungleichgewicht wird durch viele komplexe Faktoren in der Gesellschaft ausgelöst. Traurigerweise haben sie zu kulturellen Normen geführt, die bestimmte Formen von Selbsttäuschung, Zwängen und ständiger Beschäftigung mit dem Körpergewicht fördern. Dies manifestiert sich als ein nagendes und durchdringendes, wenn auch bisweilen unterdrücktes, verschleiertes oder überkompensiertes Unbehagen und als eine Unzufriedenheit damit, wie der eigene Körper aussieht und wie er sich innen anfühlt. Diese ständige Unzufriedenheit zeigt sich in gewöhnlichen Sorgen über das äußere Erscheinungsbild, wird jedoch gesteigert durch den Wunsch, sich dem idealisierten Modell, wie man aussehen *sollte* und welchen Eindruck die eigene Erscheinung auf andere machen *sollte*, anzupassen – Wünsche, welche die Authentizität der eigenen inneren Erfahrung prägen und untergraben. Diese Unzufriedenheit fördert eine verzerrte Wahrnehmung im Hinblick auf das eigene Körperbild, nach innen wie nach außen. Auch kann es zu tiefgreifenden Störungen des Selbstwertgefühls kommen. Sie wird in großem Maßstab dadurch geschürt, dass wir ständig den Medien ausgesetzt sind, ist sogar unter Kindern und Jugendlichen verbreitet und das ganze Leben lang bis ins hohe Alter präsent. Dies alles ist unglaublich traurig und erfordert grenzenloses Mitgefühl – auch mit uns selbst – sowie wirksame Strategien zur Wiederherstellung des Gleichgewichts und der Gesundheit in unserer Welt und in unserem individuellen Leben.

Bekanntlich äußert sich dieses Ungleichgewicht heute wie nie zuvor in einer Reihe von weit verbreiteten Krankheitsbildern, sowohl bei Kindern als auch bei Erwachsenen, bei Mädchen und Frauen ebenso wie bei Jungen und Männern. Man könnte sagen, die gesamte Gesellschaft leidet auf die eine oder andere Weise an Essstörungen, genauso, wie wir aus dem Blickwinkel der meditativen Traditionen an einer alle Lebensbereiche durchdringenden Aufmerksamkeits-Defizit-Hyperaktivitätsstörung leiden. Wie in diesem Buch deutlich wird, ist das Eine eng mit dem Anderen verbunden.

Eine Manifestation der gestörten Beziehung zu Lebensmitteln und zum Essen ist die Fettsucht-Epidemie in den letzten zwanzig bis dreißig Jahren in den Vereinigten Staaten. Dieses Phänomen ist die Folge vieler komplexer Faktoren und wird verschärft durch die zunehmend sitzende Lebensweise bei Erwachsenen und Kindern, die ständige Verfügbarkeit verarbeiteter Lebensmittel und eine Landwirtschaft und Lebensmittelindustrie, die in mancherlei Hinsicht von der Welt bewundert wird, in anderer Hinsicht jedoch Amok läuft.[3] Das Ausmaß der Fettsucht-Epidemie kann man an graphischen Darstellungen der Fettsuchtrate pro Staat der Vereinigten Staaten ab etwa 1986 ablesen.[4] Sie dehnt sich inzwischen auch auf andere Länder, vor allem in Europa, aus. Diese Epidemie ist zum Teil Folge des Phänomens, dass sich die Vorstellung davon, was eine vernünftige Portionsgröße (und sogar Tellergröße) für eine Person ist, ständig nach oben verändert – was in dem Film *Supersize Me* so drastisch dargestellt wird – sowie zunehmender Inaktivität und der ständigen Verfügbarkeit von Nahrungsmitteln, die einen hohen Kalorien-, aber einen niedrigen Nährstoffgehalt haben. Viele medizinische Institute entwickeln Forschungs- und klinische Programme, um dieses bei Erwachsenen und Kindern zunehmende Phänomen besser zu verstehen und daran zu arbeiten, und manche gehen sogar in Form phantasievoller Zusammenarbeit auf fortschrittliche Mitglieder der Nahrungsmittelindustrie und Gastronomie zu.[5] Es stehen eine Menge klinischer Programme für Kinder zur Verfügung.[6]

Eine weitere Manifestation unserer gestörten Beziehung zu Lebensmitteln und zum Essen ist die Tragödie der Magersucht und der Bulimie, vor allem bei Mädchen und jungen Frauen. Diese Störungen des Essverhaltens sind oft Folge eines verzerrten Selbst- und Körperbildes und geprägt von verborgenen und oft nicht eingestandenen Gefühlen der Scham, der Unzulänglichkeit und Unwürdigkeit. Bei vielen Menschen entstehen sie in Folge schrecklicher, jedoch häufig verborgener traumatischer Erfahrungen und Erlebnisse. Bei anderen entstehen sie als schlecht verstandene, jedoch komplexe Reaktionen auf die familiäre, soziale und gesellschaftliche Dynamik, verschärft durch die Mode-, Werbe- und Unterhaltungsindustrie, den Prominentenwahn und die bereits in der Kindheit beginnende Sexualisierung des äußeren Erscheinungsbildes. Hier ist jeder Impuls, die Nahrungsaufnahme zu beschränken, lebensbedrohlich. Erforderlich sind ein hohes Maß an professionellem Verständnis für das qualvolle Netz aus Schmerz, in dem Menschen gefangen sein können, Akzeptanz und Mitgefühl für ihr Leid sowie Anerkennung und verlässliche Unterstützung der inneren Stärke, die sie besitzen, jedoch vielleicht nicht erkennen, einschließlich ihres Heilungspotentials.

An der Spitze all dieser problematischen Aspekte unserer Beziehung zum Essen steht die bereits erläuterte, noch stärker dominierende Regulationsstörung in unserer Beziehung zu unserem eigenen Leben, wie es sich im gegenwärtigen Augenblick entfaltet. Es ist keine besondere Aufmerksamkeit nötig, um sich darüber klar zu werden, dass unser Leben in der Beschäftigung mit der Vergangenheit und der Zukunft gefangen ist – auf Kosten der Gegenwart, der einzigen Zeit, die wir haben, um uns zu nähren, zu sehen, zu lernen, zu wachsen, heil zu werden, unsere Gefühle auszudrücken, zu lieben und vor allem zu leben. Wenn wir immer auf dem Weg an einen besseren Ort, ein besseres Jetzt sind, in dem wir dünner, glücklicher, gebildeter oder was auch immer sein werden, können wir nie Weisheit in diesem Augenblick finden und uns lieben, wie wir wirklich sind. Auch dies ist eine weit verbreitete Tragödie… dass uns die Gegenwart des Lebens, das unseres ist, vielleicht entgeht, weil wir zu abgelenkt und beschäftigt sind in dem Bemühen, ein im Geiste konstruiertes Ideal in irgendeiner anderen Zeit zu erreichen – und auch dieses Ideal ist leider oft von unergründeten Wünschen, Abneigungen und Illusionen geprägt. Natürlich ist das von großer Relevanz für das Essen und dafür, wie wir sein könnten in Beziehung zu unserem Körper und zu all den Faktoren, die uns in den Strudel von Sucht, Regulationsstörung und Leid hineinziehen können. Dies ist eine praktische Entscheidung, die wir persönlich zu verantworten haben, unabhängig davon, was der Rest der Welt tut, denkt oder verkauft. Jedoch erfordert es eine gewisse Motivation, sich von tiefer und langer Konditionierung und Gewohnheiten des fehlenden Gewahrseins und der Sucht, die uns manchmal sowohl im wörtlichen als auch im übertragenen Sinne beschweren, zu lösen.

Das, was man als Zustand der grassierenden Achtlosigkeit in unserer Gesellschaft charakterisieren könnte, ist etwas, an dem wir etwas ändern und wofür wir persönliche Verantwortung übernehmen können, wie es in diesem Buch so treffend im Hinblick auf Lebensmittel und Essen in all seinen Gestalten und Erscheinungsformen geschildert wird. Und wer könnte diesen Weg zu mehr Gesundheit und Gleichgewicht besser aufzeigen als Jan Chozen Bays, eine erfahrene Kinderärztin, spezialisiert auf Kindheitstraumata, langjährige Leiterin von Gruppen zum Thema achtsames Essen und außergewöhnliche Achtsamkeitslehrerin, durchdrungen von einer alten und großen Tradition der Weisheit und des Mitgefühls?!

Bei Achtsamkeit geht es darum, aufmerksam zu sein, und um das Gewahrsein und die Freiheit, die aus der im gegenwärtigen Augenblick verwurzelten Geste tiefer Beziehungsaufnahme und tiefen Bewusstseins entspringen. Sie ist das Gegenmittel zu suchtartigen Sorgen, ja zu Sorgen aller Art, die uns von der Gegenwart des jetzigen Augenblicks entfernen. Wenn wir beginnen, bewusst und ohne zu urteilen, aufmerksam zu sein, wie wir es tun, wenn wir uns um Achtsamkeit bemühen, und uns so in den gegenwärtigen Augenblick zurückholen, greifen wir auf die tiefen natürlichen Quellen der Kraft und Kreativität, des Gleichgewichts und, ja, der Weisheit zurück – innere Quellen, von denen uns vielleicht noch nie klar war, dass wir sie überhaupt besitzen. Nichts muss sich ändern. Wir müssen nicht anders oder „besser" sein. Wir müssen nicht abnehmen. Wir müssen kein Ungleichgewicht in Ordnung bringen oder Idealen nacheifern. Wir müssen nur den Aspekten unseres Lebens, die wir vielleicht zugunsten verschiedener Idealisierungen ignoriert haben, Aufmerksamkeit schenken. Diese Idealisierungen haben uns unbemerkt immer weiter entfernt von unserem inneren Heilsein (das Wort "heil" hat dieselbe Wurzel wie „heilen", „Heilung" und „heilig"), das schon hier ist, für uns in diesem und in jedem Augenblick greifbar, ein Heilsein, das nie nicht gegenwärtig ist.

Das Buch zeigt auf, wie es mit etwas Übung möglich ist, Achtsamkeit zu einer verlässlichen Grundlage für den Halt und die Heilung des ganzen Lebens zu machen. Diese optimistische Perspektive bedeutet: Wenn Sie bereit sind, sich auf dieses Programm für mehr Achtsamkeit beim ganzen Prozess des Essens einzulassen, gehen Sie einen großen Schritt auf dem Weg, Ihr Leben in ihre eigenen Hände zurückzugeben und sich dabei von den einengenden und abstumpfenden Gewohnheiten des fehlenden

Gewahrseins, der Zwanghaftigkeit und der Sucht im Hinblick auf das Essen, das Körperbild und sogar den eigenen Geist und Körper und deren Beziehung zur Welt zu befreien. Dieses Sich-Einlassen hat das Potential, Ihnen Ihre innere, ursprüngliche Schönheit wiederzugeben, während Sie sich mit sich selbst, so, wie Sie sind, anfreunden. Es ist eine Einladung zu geistigem und körperlichem Gleichgewicht und zu einer tiefen inneren Befriedigung, die den Namen Glück oder Wohlbefinden trägt.

In der Stress Reduction Clinic an der University of Massachusetts besteht die erste formelle Meditationsübung, die wir normalerweise durchführen, darin, langsam und achtsam eine Rosine zu essen. Angeleitet kann das bis zu fünf Minuten oder sogar noch länger dauern. Die Teilnehmer, größtenteils Patienten in medizinischer Behandlung, rechnen nicht damit, dass Meditation oder auch Stressbewältigung mit Essen verbunden wird, und schon das ist eine nützliche und klischeeauflösende Botschaft – dass Meditation nicht unbedingt das ist, was wir normalerweise denken. Im Grunde kann alles eine Form von Meditation sein, wenn wir präsent sind, um unsere Erfahrung wahrzunehmen, das heißt, wenn wir mit ganzem Herzen gewahr sind. Die Wirkung dieser merkwürdigen und etwas künstlichen Übung wird sofort klar – sie liegt schon im Sehen des Gegenstandes, den wir uns gleich einverleiben werden, im Riechen daran, im Beobachten, wie er zum und dann in den Mund gelangt, im Kauen, im Schmecken, in den Veränderungen, wenn sich die Rosine auflöst, im Impuls zu schlucken, im Schlucken selbst, im Verharren für einen Moment unmittelbar danach, alles geprägt von einem intensiven Gewahrsein, das sich mühelos einzustellen scheint. Oft rufen die Leute aus: „Ich glaube, ich habe noch nie eine Rosine *geschmeckt*." – „Das ist erstaunlich." – „Ich fühle mich tatsächlich satt." – „Ich fühle mich warm." – „Ich fühle mich heil." – „Ich fühle mich ruhig." – „Ich fühle mich friedlich." – „Ich fühle mich wie ein Nervenbündel." – „Ich hasse Rosinen." (Es gibt viele unterschiedliche Reaktionen und keine richtigen Antworten – nur die Wahrnehmungen der Menschen.)

Doch wie bei dem Korn aus Sand und dem Blumenstrauß bei William Blake kann man die ganze Welt in einer Rosine sehen, das Universum und alles Leben in der Hand halten – und dann natürlich auch im Mund, wenn sie eine Quelle der Nahrung auf so vielen verschiedenen Ebenen wird, wenn Energie und Materie und das Leben selbst den Körper, das Herz und den Geist beleben und erfüllen. Und in Gemeinschaft ist dies nicht weniger der Fall, denn es können dreißig oder mehr Menschen im Raum sein – für sie alle ist Achtsamkeit etwas Neues, alle sind Neulinge in diesem achtwöchigen klinischen Programm, das wir als MBSR oder Mindfulness-Based Stress Reduction, Stressbewältigung durch Achtsamkeit, bezeichnen. Von einer Rosine kann man viel lernen.

Die Übung mit der Rosine und viele mehr finden Sie in diesem Buch. Wenn Sie sich mit ganzem Herzen und etwas Disziplin und Engagement auf die hier beschriebenen Übungen einlassen, dabei jedoch gütig und großzügig zu sich selbst sind und sich nicht dazu zwingen, die Dinge irgendeinem Ideal anzupassen, werden Sie gewiss sich selbst und Dr. Bays dankbar sein, dass Sie Ihr Leben wiedergefunden haben und den Segen des Essens befreit und freudig genießen können.

JON KABAT-ZINN
September 2008

ANMERKUNGEN

1 Aus dem Gedicht: „Auguries of innocence/Weissagungen der Unschuld", in: William Blake, *Zwischen Feuer und Feuer*. Poetische Werke. Zweisprachige Ausgabe, dt. von Thomas Eichhorn, München: Deutscher Taschenbuchverlag 1996, S. 169.

2 Michael Pollan, „The Age of Nutritionism: How Scientists Have Ruined the Way We Eat", *New York Times Magazine*, 28. Januar 2007

3 Für eine interessante Diskussion zu diesem Thema siehe zum Beispiel Michael Pollan, *The Omnivore's Dilemma: A Natural History of Four Meals*, New York: Penguin Press 2006.

4 Siehe zum Beispiel *www.cdc.gov/nccdphp/dnpa/obesity/trend/maps/*.

5 Siehe zum Beispiel *www.healthykitchens.org*

6 Siehe zum Beispiel die Klinik Optimal Weight for Life (OWL) am Children's Hospital in Boston, ein interdisziplinäres Zentrum zur Diagnose und Behandlung übergewichtiger Kinder; und David Ludwig, *Ending the Food Fight: Guide Your Child to a Healthy Weight in a Fast Food/Fake Food World*, Boston: Houghton Mifflin 2008.

Einleitung

Ich schreibe dieses Buch, um eine sich immer weiter verbreitende und unnötige Form des Leidens anzusprechen. Unser Kampf mit dem Essen führt zu enormer emotionaler Qual, zu Schuldgefühl, Scham und Depression. Als Ärztin habe ich außerdem gesehen, wie unsere Probleme mit dem Essen zu schweren Krankheiten und sogar zu vorzeitigem Tod führen können.

Laut dem U.S.-Gesundheitsministerium sind fast zwei von drei amerikanischen Erwachsenen übergewichtig oder fettleibig. Schätzungen zufolge leiden außerdem Millionen Amerikaner an Magersucht oder Ess-Brech-Sucht (Bulimie). An Magersucht (Anorexia nervosa) leiden in Deutschland schätzungsweise 120.000 Menschen – das betrifft vor allem Frauen im Alter von 15-35 Jahren – und die Häufigkeit von Bulimie liegt bei ca. 750.000. In Deutschland ist lediglich ein Drittel der erwachsenen Männer als normalgewichtig einzustufen, bei den erwachsenen Frauen ist es knapp die Hälfte. Man könnte dies als Epidemie von „Essstörungen" bezeichnen, doch ich betrachte das Problem eher als eine zunehmend aus dem Gleichgewicht geratene Beziehung zu Lebensmitteln. Einer der Hauptgründe für dieses Ungleichgewicht ist das Fehlen eines wesentlichen menschlichen Nährstoffes: der Achtsamkeit. Achtsamkeit bedeutet, dem, was wir Augenblick für Augenblick erleben, unsere uneingeschränkte, urteilsfreie Aufmerksamkeit zu schenken. Dieses Buch beschäftigt sich damit, wie wir Achtsamkeit nutzen können, um uns von ungesunden

Essgewohnheiten zu befreien, und wie wir unsere Lebensqualität insgesamt verbessern können.

Wir brauchen jetzt einen neuen Weg, Probleme mit dem Essen zu bewältigen, da die konventionellen Methoden nicht funktionieren. Forschungen haben gezeigt, dass Menschen, ganz gleich, welche Diät sie durchführen, ganz gleich, welche Lebensmittel sie anfangen zu essen oder nicht mehr essen, im Durchschnitt nur dreieinhalb bis fünf Kilo abnehmen, die sie in etwa einem Jahr wieder zunehmen. Nur wenigen gelingt es, deutlich abzunehmen und nicht wieder zuzunehmen. Dies zeigt, dass Diäten keine Lösung sind.

Wir haben auch versucht, unsere Gewichtsprobleme durch Modifikation der Lebensmittel, die wir essen, in den Griff zu bekommen, in der Hoffnung, wir könnten weiterhin ohne negative Auswirkungen unausgeglichen essen. Wir haben die Kalorien, das Fett, den Zucker und das Salz weggenommen. Wir haben Eiweiß, Vitamine, Ballaststoffe, künstliches Fett und chemische Süßstoffe hinzugefügt. Dieser Krieg gegen Lebensmittel hat zu höheren Einnahmen für Hersteller verarbeiteter Nahrungsmittel geführt, doch er hat weder etwas an unserem ständig wachsenden Taillenumfang geändert noch uns zurück zu einer gesünderen Art zu essen geführt.

Ein weiterer Ansatz ist der Kampf gegen das Fett in unserem Körper durch Hungerkuren, zwanghaften Sport oder Fettabsaugung. Fettzellen bemühen sich eigentlich, uns zu helfen. Ihre Aufgabe besteht darin, uns warm zu halten und uns Brennstoff für schlechte Zeiten zu liefern. Wir können Fettzellen chirurgisch entfernen lassen, doch wenn wir weiterhin zu viele Kalorien aufnehmen, wachsen neue Fettzellen im redlichen Bemühen, ihre Rolle als Energiespeicher zu erfüllen.

Auch auf andere Weise haben wir versucht, den Kampf gegen den Körper aufzunehmen. Die meisten großen Krankenhäuser in den USA haben Abteilungen zur Behandlung von Übergewicht eröffnet und bieten chirurgische Eingriffe zur Gewichtsabnahme und die erforderliche Nachsorge an. Bei solchen Operationen wird die Größe des Magens verringert oder Teile des Darms werden überbrückt, um eine Malabsorption (mangelhafte Aufnahme von Nahrungsbestandteilen) herbeizuführen. Mit einem kleineren Magen leiden die Menschen unter Schmerzen, Übelkeit und anderen Beschwerden, wenn sie mehr als 100 bis 200

Milliliter an Lebensmitteln auf einmal essen. Nach einer Magenverkleinerung kann es sein, dass man an chronischem Durchfall leidet oder viele Nahrungsergänzungsmittel einnehmen muss, um eine Mangelernährung zu vermeiden. Auch in Deutschland gibt es diese Operation; sie wird an wenigen hierin spezialisierten Zentren durchgeführt. Zweifellos trägt dieser Eingriff dazu bei, das Gewicht zu reduzieren und Nebenwirkungen des Übergewichts wie etwa Diabetes rückgängig zu machen. Doch offenbar nehmen viele Patienten einige Jahre nach dem Eingriff wieder zu und nur einer von zehn hält sein angestrebtes Gewicht. Jedes Jahr unterziehen sich Hunderttausende dieser Operation, die teuer (mindestens 25.000 Dollar) und riskant ist (derzeit stirbt einer von hundert Patienten und bei einem von zehn kommt es zu ernsten Komplikationen, die oft eine weitere Operation nötig machen). Allein aufgrund der Kosten, welche die amerikanischen Patienten oft selbst tragen müssen, kommt diese Behandlung für die meisten Menschen nicht in Frage.

Nach einer Magenverkleinerung oder einem Darmbypass sind die Patienten gezwungen, ihre Essgewohnheiten zu ändern. Sie müssen achtsam essen, um akute Beschwerden zu vermeiden. Jedoch lernen viele Patienten, um die von der veränderten Anatomie erzwungenen Beschränkungen „herumzuessen", und nehmen wieder zu. Außerdem scheint eine beträchtliche Anzahl von Patienten nach der Operation eine „Suchtübertragung" zu entwickeln und setzt Alkohol, Spielsucht, Einkaufssucht oder Sex an die Stelle des Essens.

Wenn Diäten oder Operationen schon für Erwachsene keine geeigneten Behandlungsmethoden sind, werden sie bei den zwanzig Prozent der US-amerikanischen Kinder, die heutzutage übergewichtig oder fettleibig sind, gewiss nicht funktionieren. Bis vor etwa zehn Jahren sahen wir Kinderärzte nur selten übergewichtige Kinder in unseren Kliniken. In Deutschland sind inzwischen 6-20 % der Kinder übergewichtig. Jetzt hat man häufig damit zu tun, ebenso wie mit ernsten Komplikationen, einschließlich Zuckerkrankheit.

Manche Forscher prophezeien, dass die kommenden Generationen wegen ihrer gestörten Beziehung zu Lebensmitteln und zum Essen kürzer leben wird als die ihrer Eltern. Wir wollen bei jungen Kindern keine Neurosen bezüglich Diäten und Zwangsstörungen im Hinblick auf das Körpergewicht herbeiführen. Wir brauchen einen neuen Ansatz.

Ähnliche Herausforderungen stellen sich bei dem Versuch, diejenigen zu behandeln, deren Gewicht aufgrund von Magersucht oder Bulimie gefährlich niedrig ist. Eine medizinische Behandlung mit stationärem Krankenhausaufenthalt, intravenöser Ernährung und Magensonde führt oft zu einer nur vorübergehenden Gewichtszunahme.

Die Situation ist klar. Die Industrieländer befinden sich mitten in einer ernsten Epidemie der gestörten Beziehungen zu Lebensmitteln und zum Essen. Wir brauchen dringend eine Behandlungsmethode, die ebenso gut bei Kindern wie bei ihren Eltern funktioniert. Wir brauchen dringend eine Methode, die wenig oder nichts kostet und von jedem angewandt werden kann. Sie sollte zumindest keine negativen Nebenwirkungen haben. Idealerweise sollte sie positive Nebenwirkungen haben.

Die beste Methode wäre eine, die man mit anfänglicher Anleitung und Unterweisung durch Fachkräfte beginnen könnte, die jedoch einfach und interessant genug wäre, um sie langfristig auf eigene Faust weiterführen zu können. Die Methode sollte von Menschen aller Altersstufen und sozialen Verhältnisse, einschließlich Kindern, angewandt werden können. Sie sollte eine immunisierende Wirkung haben und verhüten, dass Kinder schwere Essstörungen entwickeln. Sie sollte denen, die sich einer medizinischen Behandlung oder Operation unterziehen, anhaltende Unterstützung bieten. Idealerweise würde diese Methode zu lange anhaltenden Veränderungen und einer dauerhaften Heilung führen.

Meines Wissens ist Achtsamkeit die einzige Methode, auf die diese Beschreibung zutrifft. Achtsamkeit packt unsere Störung an der Wurzel. Das Problem liegt nicht in unseren Nahrungsmitteln. Nahrungsmittel sind einfach Nahrungsmittel. Sie sind weder gut noch schlecht. Das Problem liegt nicht in unseren Fettzellen, in unserem Magen oder Dünndarm. Diese versuchen einfach nur, ihre Aufgaben zu erfüllen. Die langfristige Lösung besteht nicht darin, Nahrungsmittel zu essen, die ihrer Nährstoffe beraubt worden sind, oder gesunde Organe zu verstümmeln. Die Wurzel dieses Problems liegt im denkenden Geist und im fühlenden Herzen. Achtsamkeit ist das ideale Instrument für die anspruchsvolle Operation, die Funktionsweise dieser beiden wesentlichen Organe offenzulegen. Achtsamkeit ist der ideale Katalysator, um den Weg zu ihrer vollständigen Heilung einzuschlagen.

Dieses Buch wurde inspiriert durch die Begeisterung, welche die Kurse zum Thema Achtsamkeit beim Essen in dem Zen-Kloster, wo ich lebe und lehre, hervorgerufen haben. Unter den zahlreichen Kursen, die wir im Kloster für die Öffentlichkeit anbieten, scheint dieser die meiste Begeisterung für das Potential der Achtsamkeit hervorzurufen, selbst bei Menschen mit wenig Erfahrung im Bereich Meditation. Wenn Achtsamkeit beim Essen ignoriert wird, führt das zu ständigem und unnötigem Leiden. Wenn Achtsamkeit auf das Essen angewandt wird, eröffnet sich eine Welt voller Entdeckungen und Freude. Diese Welt war bisher ganz wörtlich vor unserer Nase, aber für uns verborgen.

Ich wünsche mir von ganzem Herzen, dass dieses Buch Ihnen helfen möge, sich der Freude und dem Vergnügen, der Fülle und Herrlichkeit des schlichten Vorgangs von Essen und Trinken zu öffnen, so dass Sie wahre, tiefe und anhaltende Befriedigung beim Essen finden mögen und möglichst Ihr ganzes Leben lang das Essen genießen können.

Kapitel 1

Was bedeutet achtsam essen?

Dieses Buch ist für all jene geschrieben, die ihre Beziehung zu Lebensmitteln verbessern möchten. Ob Sie eine leichte Tendenz haben, zu viel zu essen, wie es bei so vielen von uns der Fall ist, oder ob Sie mit Übergewicht, Bulimie, Magersucht oder anderen derartigen Problemen kämpfen – dieses Buch ist für Sie.

Ich bin Ärztin (mein Fachbereich ist Kinderheilkunde) und schon lange Zen-Lehrerin. Im Herzen von Zen und der buddhistischen Tradition im Allgemeinen steht die Übung der Achtsamkeit. Im Lauf der vielen Jahre, in denen ich Medizin praktiziert und ebenso Achtsamkeit geübt und anderen vermittelt habe, bin ich zu der Überzeugung gelangt, dass Achtsamkeit eine der allerbesten Arten von Medizin ist.

Viele Bücher und Methoden zur Änderung unseres Essverhaltens versuchen, einen Wandel von außen durchzusetzen. Manchmal passt dies zu unserem einzigartigen Wesen, und es funktioniert. Manchmal auch nicht. Achtsamkeit bringt einen Wandel von innen mit sich. Er vollzieht sich als natürlicher, organischer Prozess auf die Art und Weise und in der Geschwindigkeit, die zu uns passen. Achtsamkeit ist der Gipfel der natürlichen Heilung.

Was ist Achtsamkeit?

Man braucht nicht Buddhist zu werden oder an einem wochenlangen Schweigekurs teilzunehmen, um den Nutzen der Achtsamkeit zu erfahren. Achtsamkeit ist eine Fähigkeit, die wir alle besitzen und pflegen können. In letzter Zeit ist Achtsamkeit ein populäres Konzept geworden. Es erfreut sich zunehmender Akzeptanz und wird in der Welt der Wissenschaft, der Gesundheitspflege und der Bildung erforscht. Doch wenn Achtsamkeit nur ein Konzept bleibt, hat sie wenig Nutzen für unser Leben. Wenn sie gelernt und genutzt wird, wird sie ein machtvolles Werkzeug für uns, um wach zu werden für das gesamte Potential unseres Lebens.

Achtsamkeit bedeutet, aufmerksam zu sein. Es bedeutet, das, was in einem selbst – in unserem Körper, Herz und Geist – und außerhalb, in unserer Umgebung, geschieht, bewusst wahrzunehmen. Achtsamkeit bedeutet Gewahrsein ohne Urteil oder Kritik.

Der letzte Aspekt ist wesentlich. Beim achtsamen Essen vergleichen oder urteilen wir nicht. Wir erleben einfach die vielen Empfindungen, Gedanken und Gefühle, die sich um das Essen herum einstellen. Dies geschieht auf direkte, sachliche Weise, jedoch gewärmt durch Freundlichkeit und gewürzt mit Neugier.

Achtsamkeit wurzelt in der Erkenntnis, dass, wenn wir das ignorieren, was wir sehen, berühren oder essen, es genauso ist, als existiere es gar nicht. Wenn unser Kind oder Partner kommt, um mit uns zu reden, und wir abgelenkt sind und nicht zuhören, fühlen wir uns hinterher alle hungrig nach Nähe und Vertrautheit. Wenn wir beim Essen fernsehen, abgelenkt sind und nicht wirklich etwas schmecken, gelangt das Essen in uns hinein, ohne dass wir es bemerken. Wir bleiben auf gewisse Weise hungrig und unbefriedigt. Wir stehen vom Tisch auf und suchen nach etwas anderem, das uns nähren kann.

Durch achtsames Essen können wir lernen, präsent zu sein, wenn wir essen. Es scheint so einfach, uns dessen bewusst zu sein, was wir essen, doch irgendwie haben wir vergessen, wie es geht. Achtsamkeit kann unsere Freude daran, einfach zu essen, einfach zu trinken, wiedererwecken.

Der Zen-Meister Thich Nhat Hanh hat Achtsamkeit einmal als Wunder bezeichnet. Dem scheint wirklich so zu sein. Wenn wir lernen, dieses einfache Werkzeug zu nutzen, und wenn wir selbst feststellen, was es bewirken kann, so erscheint dies wie ein Wunder. Es kann Langeweile in Neugier verwandeln, quälende Ruhelosigkeit in Gelassenheit und negative Einstellung in Dankbarkeit. Wenn wir Achtsamkeit nutzen, werden wir feststellen, dass alles, *alles*, dem wir unsere ganze Aufmerksamkeit widmen, sich zu öffnen beginnt und Welten offenbart, von denen wir nie ahnten, dass es sie überhaupt gibt. In all meiner Erfahrung als Ärztin und Zen-Lehrerin habe ich nie etwas gefunden, das dem gleich käme.

Eine große und wachsende Anzahl wissenschaftlicher Studien bestätigt die Aussagen über die erstaunlich zuverlässigen heilenden Fähigkeiten der Achtsamkeit. Dr. Jon Kabat-Zinn, der lange an der Medical School der University of Massachusetts arbeitete, hat einen Lehrplan entwickelt, der auf Stressbewältigung durch Achtsamkeit (*mindfulness-based stress reduction*, MBSR) basiert. Anfangs brachte er die MBSR-Techniken Menschen nahe, die unter chronischen Schmerzen und Krankheiten litten. Es handelte sich hierbei um Menschen, bei denen die medizinischen Therapien versagt hatten und deren behandelnde Ärzte in Dr. Jon Kabat-Zinns Methode eine letzte Hoffnung sahen. Die Ergebnisse waren so gut, dass er seine Forschung auf andere Krankheiten ausdehnte. Andere Ärzte und Therapeuten lernten MBSR-Techniken und wandten sie erfolgreich bei einer Vielzahl von Störungen an. Inzwischen dokumentieren viele Artikel in medizinischen und psychologischen Fachzeitschriften den Nutzen von MBSR bei Krankheiten von Asthma bis Schuppenflechte, von Herzerkrankungen bis hin zu Depressionen.[1]

Die Freude achtsamen Essens

Achtsam zu essen ist eine Erfahrung, die alle Teile von uns – unseren Körper, unser Herz und unseren Geist – beim Auswählen, Vorbereiten und Essen der Lebensmittel in Anspruch nimmt. Achtsam zu essen bezieht alle Sinne ein. Es lässt uns in die Farben, Konsistenzen, Gerüche, Aromen und sogar

Geräusche des Trinkens und Essens eintauchen. Es lässt uns neugierig und sogar verspielt sein, wenn wir unsere Reaktionen auf Lebensmittel und unsere inneren Signale für Hunger und Befriedigung erforschen.

Achtsamkeit beim Essen wird nicht von Kurven, Tabellen, Diagrammen oder der Waage bestimmt. Sie wird nicht von einem Experten diktiert. Vielmehr wird sie von Ihren eigenen inneren Erfahrungen, welche Sie Augenblick für Augenblick machen, geleitet. Ihre Erfahrung ist einzigartig. Das macht Sie zu Ihrem eigenen Experten.

Achtsamkeit beim Essen beruht nicht auf der Sorge um die Zukunft, sondern auf den tatsächlichen Möglichkeiten, die sich Ihnen bieten, und auf Ihren direkten Erfahrungen der Gesundheit beim Essen und Trinken.

Achtsamkeit beim Essen ersetzt Selbstkritik durch Selbstfürsorge. An die Stelle von Scham tritt Respekt für Ihre eigene innere Weisheit.

Nehmen wir als Beispiel ein typisches Erlebnis. Auf dem Heimweg von der Arbeit denkt Sally voller Furcht an den Vortrag, den sie für eine wichtige Konferenz ausarbeiten muss. Sie muss ihn in den nächsten Tagen fertig bekommen, um den Termin einzuhalten. Doch bevor sie anfängt, an der Rede zu arbeiten, beschließt sie, sich zu entspannen und ein paar Minuten lang fernzusehen, wenn sie nach Hause kommt. Sie nimmt sich eine Tüte Chips und setzt sich hin. Am Anfang isst sie nur ein paar, doch als die Sendung dramatischer wird, isst sie immer schneller. Als die Sendung zu Ende ist, blickt sie hinunter und stellt fest, dass sie die ganze Tüte Chips gegessen hat. Sie schimpft mit sich selbst, weil sie Zeit vergeudet und Junk Food gegessen hat. „Zu viel Salz und Fett! Kein Abendessen für dich!" Weil sie in das Drama auf dem Bildschirm vertieft war und versuchte, ihre Sorge wegen des Hinauszögerns ihrer Arbeit zu überdecken, ignorierte sie das, was sich in ihrem Geist, Herz, Mund und Magen abspielte. Sie aß unbewusst. Sie aß, um das Bewusstsein zu verlieren. Wenn sie ins Bett geht, sind ihr Körper und ihr Herz unterernährt – und ihr Geist ist noch immer besorgt wegen der Rede.

Das nächste Mal, wenn sie in einer ähnlichen Situation ist, beschließt sie, Chips zu essen, jedoch zu versuchen, sie achtsam zu essen. Erst befragt sie ihren Geist. Sie stellt fest, dass ihr Geist wegen eines Artikels, den sie zu schreiben versprochen hat, besorgt ist. Ihr Geist sagt, dass sie heute Abend damit anfangen muss. Sie befragt ihr Herz und stellt fest, dass sie sich etwas einsam fühlt, weil ihr Mann in einer anderen Stadt ist. Sie befragt ihren Magen und ihren Körper und merkt, dass sie hungrig und müde ist. Sie braucht etwas, was sie nährt. Der einzige Mensch, der zu Hause ist und ihr hierbei helfen kann, ist sie selbst.

Sie beschließt, sich eine kleine Chipsparty zu gönnen. (Denken Sie daran, Achtsamkeit erlaubt uns, mit unserem Essen zu spielen!) Sie nimmt zwanzig Chips aus der Tüte und arrangiert sie auf einem Teller. Sie betrachtet ihre Farbe und Form. Sie isst einen Chip, kostet den Geschmack aus. Nach einer kleinen Pause isst sie noch einen. Es gibt kein Urteil, kein Richtig oder Falsch. Sie sieht einfach nur die gelben und braunen Farbtöne auf jeder gebogenen Oberfläche, schmeckt das Salz, hört das Krachen bei jedem Biss, spürt, wie die knusprige Konsistenz aufgeweicht wird. Sie stellt sich vor, wie diese Chips auf ihren Teller gekommen sind. Sie ist sich der Sonne bewusst, der Erde, des Regens, des Kartoffelbauern, der Arbeiter in der Chipsfabrik, des Lieferwagenfahrers, des Einzelhändlers, der die Regale befüllt, und der Verkäuferin, welche ihr die Chips verkauft hat.

Mit kleinen Pausen zwischen den einzelnen Chips dauert die Chipsparty zehn Minuten. Als sie fertig ist, befragt sie ihren Körper, ob irgendein Teil von ihm noch hungrig ist.

Sie stellt fest, dass ihr Mund und ihre Zellen durstig sind, also holt sie sich ein Glas Orangensaft. Ihr Körper sagt auch, dass er Eiweiß und etwas Grünes braucht, also macht sie sich ein Käseomelette und einen Spinatsalat. Nach dem Essen befragt sie ihren Geist, ihren Körper und ihr Herz erneut. Das Herz und der Körper fühlen sich genährt, doch der Geist ist noch immer müde. Sie beschließt, ins Bett zu gehen und am nächsten Morgen, wenn ihr Geist und Körper ausgeruht sind, gleich an dem Vortrag zu arbeiten. Sie fühlt sich noch immer einsam, jedoch nicht mehr so sehr, weil sie sich all der Wesen bewusst ist, deren Lebensenergie ihr die Chips, die Eier, den Käse und das Gemüse geschenkt haben. Sie beschließt, ihren Mann anzurufen, um ihm gute Nacht zu sagen. Als sie ins Bett geht, sind ihr Körper, Geist und Herz entspannt, und sie schläft gut.

Über dieses Buch

Dieses Buch ist ein Ratgeber, wie man Achtsamkeit beim Essen lernen kann. Achtsamkeit ist eine Fähigkeit, die jeder erlernen kann. Sie kann auf alles, was uns in unserem Leben begegnet, angewandt werden. Sie hängt nicht von unserem Alter, Geschlecht, unserer Intelligenz, unserer Muskelkraft, unserer musikalischen oder sonstigen Begabung oder unserer Fähigkeit, Fremdsprachen zu sprechen, ab. Wie bei jeder Fertigkeit erfordert das Entwickeln von Achtsamkeit Übung, gewissenhafte Übung – und zwar über eine beträchtliche Zeitdauer. Im Gegensatz zu manchen Dingen, die man lernen kann, wie etwa Geigespielen, bringt Achtsamkeit einen sofortigen Erfolg mit sich. Mit Achtsamkeit können wir sogar Lebensmittel essen, die wir nicht besonders mögen, und dabei etwas Nützliches entdecken.

In diesem Buch geht es nicht um Diäten oder Regeln. Es geht darum, das zu erforschen, was wir bereits innehaben, und alles wertzuschätzen, was wir tun. Werden Sie ab- oder zunehmen, wenn Sie beim Kochen und Essen Achtsamkeit ins Spiel bringen? Ich weiß es nicht. Jedoch könnte eine Last von Ihnen fallen: die Unzufriedenheit des Geistes mit der Art, wie Sie essen, und mit dem, was Sie essen. Und Sie können etwas dabei gewinnen: die schlichte Freude an Lebensmitteln und den entspannenden Genuss beim Essen. Beides steht Ihnen als Mensch von Geburt an zu.

Wir müssen alle essen. Dies ist eine grundlegende Voraussetzung zum Leben. Unglücklicherweise sind nur wenige alltägliche Aktivitäten derart mit Schmerz und Leid, mit Schuldgefühl und Scham, mit unerfüllter Sehnsucht und Verzweiflung beladen wie der einfache Vorgang, unserem Körper Energie zuzuführen. Wenn wir lernen, achtsam zu essen, kann sich Essen für uns von einer Quelle des Leids in eine Quelle der Erneuerung, des Selbstverstehens und der Freude verwandeln.

Vieles in diesem Buch hat damit zu tun, das Gewahrsein unseres Körpers und Geistes zu öffnen. Wenn wir in der Lage sind, die grundlegenden Tätigkeiten des Essens und Trinkens wirklich zu schätzen, entdecken wir ein altes Geheimnis, das Geheimnis, wie man zufrieden und entspannt sein kann. In der Zen-Lehre wird vom köstlichen Geschmack einfachen Wassers gesprochen. Sind Sie schon einmal sehr, sehr durstig gewesen?

Vielleicht sind Sie lange gewandert, waren krank oder haben ohne Pause in der Sommerhitze gearbeitet. Als Sie endlich etwas trinken konnten, auch wenn es nur einfaches Wasser war, erinnern Sie sich gewiss, wie wunderbar es geschmeckt hat. Tatsächlich kann jeder Schluck eines Getränks und jeder Bissen Essen ebenso erfrischend und köstlich sein, wenn wir wieder lernen, einfach bei uns zu sein.

Achtsamkeit beim Essen ist eine Möglichkeit, eins der angenehmsten Dinge, die wir als Menschen tun, wiederzuentdecken. Es lässt uns auch viele wunderbare Geschehnisse bemerken, die sich vor unserer Nase und in unserem eigenen Körper abspielen. Überdies trägt Achtsamkeit beim Essen überraschenderweise dazu bei, dass wir auf die natürliche Weisheit unseres Körpers und die natürliche Fähigkeit unseres Herzens für Offenheit und Dankbarkeit zurückgreifen.

In der Zen-Tradition bemühen wir uns bei allem, was wir tun, einschließlich des Schmeckens und Essens, um geübte Aufmerksamkeit, um Neugier und eine forschende Haltung. Die Zen-Lehren ermutigen uns, den jeweiligen Augenblick ganz zu erforschen und uns Fragen wie zum Beispiel die folgenden zu stellen:

Habe ich Hunger?
Wo spüre ich Hunger? Welcher Teil von mir ist hungrig?
Wonach sehne ich mich wirklich?
Was schmecke ich jetzt im Moment?

Dies sind sehr einfache Fragen, aber wir stellen sie nur selten. Dieses Buch wird Ihnen helfen, Antworten auf einige dieser Fragen zu finden, und es wird Ihnen Werkzeuge an die Hand geben, um auch in Zukunft weiterhin Antworten entdecken zu können.

Achtsamkeit macht das Essen schmackhaft

Während ich dies schreibe, esse ich ein Zitronentörtchen, das mir ein Freund geschenkt hat. Er weiß, wie sehr ich Zitronentörtchen mag, und bringt mir ab und zu welche aus einer speziellen Bäckerei mit. Nachdem ich nun ein paar Stunden lang geschrieben habe, möchte ich mich mit einem Törtchen belohnen. Der erste Bissen ist köstlich. Cremig, süßsauer, auf der Zunge zergehend. Als ich den zweiten Bissen esse, denke ich darüber nach, was ich als Nächstes schreiben soll. Der Geschmack in meinem Mund wird schwächer. Ich esse einen dritten Bissen und stehe auf, um meinen Bleistift zu spitzen. Beim Gehen merke ich, dass ich kaue, doch in diesem dritten Bissen ist fast kein Zitronengeschmack mehr. Ich setze mich, mache mich wieder an die Arbeit und warte ein paar Minuten ab.

Dann esse ich einen vierten Bissen und konzentriere mich ganz auf das, was ich rieche, schmecke und in meinem Mund spüre. Wieder köstlich! Ich entdecke wieder aufs Neue (ich lerne langsam), dass die einzige Möglichkeit, die Erfahrung des ersten Bissens zu bewahren, das Geschenk von meinem Freund zu ehren, darin besteht, langsam und mit langen Pausen zwischen den einzelnen Bissen zu essen. Wenn ich beim Essen irgendetwas anderes tue, wenn ich rede, gehe, schreibe oder auch nur denke, wird der Geschmack schwächer oder verschwindet ganz. Das Leben schwindet aus meinem schönen Törtchen. Ich könnte ebenso gut den Karton essen.

Und jetzt kommt der lustige Teil. Ich habe das Zitronentörtchen nicht mehr geschmeckt, weil ich nachgedacht habe. Worüber habe ich nachgedacht? Über Achtsamkeit beim Essen! Als mir das klar wird, muss ich grinsen. Ein Mensch zu sein, ist jämmerlich und lustig zugleich.

Warum kann ich nicht nachdenken, herumgehen und gleichzeitig den Geschmack des Törtchens ganz bewusst wahrnehmen? Ich kann diese Dinge nicht alle gleichzeitig tun, weil der Geist zwei getrennte Funktionen hat, Denken und Gewahrsein. Wenn die Funktion Denken im Vordergrund steht, tritt die Funktion Gewahrsein in den Hintergrund. Wenn die Funktion Denken auf Hochtouren läuft, können wir eine ganze Mahlzeit, einen ganzen Kuchen, eine ganze Packung Eis essen, ohne mehr als einen oder zwei Bissen zu schmecken. Wenn wir das, was wir essen, nicht schmecken, kann es sein, dass wir hinterher zwar vollgestopft, aber völlig unbefriedigt sind. Das liegt daran, dass der Geist und der Mund nicht präsent waren, beim Essen nicht schmeckten und somit nicht genießen konnten. Der Magen füllte sich, doch der

Geist und der Mund fanden keine Erfüllung und beide drängten uns weiter zum Essen.

Wenn wir uns nicht befriedigt fühlen, fangen wir an, nach mehr oder etwas anderem, das wir essen können, zu suchen. Jeder hat schon die Erfahrung gemacht, in der Küche herumzulaufen, Schränke und Türen aufzumachen und vergebens etwas zu suchen, irgendetwas, was uns befriedigen könnte. Die einzige Möglichkeit, diese grundlegende Art von Hunger zu stillen, besteht darin, sich hinzusetzen und wenigstens für ein paar Minuten ganz präsent zu sein.

Wenn wir beim Essen in Verbindung bleiben mit unserer eigenen Erfahrung und mit den Menschen, die das, was wir essen, angebaut und gekocht haben, die es serviert haben und die mit uns essen, werden wir höchste Befriedigung empfinden, auch wenn es nur ein karges Mahl ist. Das ist das Geschenk des achtsamen Essens: Es gibt uns das Gefühl der Befriedigung wieder, ganz gleich, was wir essen oder nicht essen.

Verbreitete Irrtümer

Manche Leute wissen nicht recht, was Achtsamkeit ist. Sie glauben, achtsam zu sein, wenn sie einfach nur *eine* Sache auf einmal tun, etwa essen, ohne zu lesen, oder wenn sie sich sehr, sehr langsam und sorgfältig bewegen. Wir können aufhören zu lesen, das Buch zuschlagen und dann langsam essen und dennoch nicht darauf achten, was wir essen. Essen wir einfach oder denken wir beim Essen? Ist unser Geist in unserem Mund oder irgendwo anders? Das ist ein entscheidender Unterschied.

Wenn wir anfangen, uns in Achtsamkeit zu üben, ist es durchaus sehr hilfreich, langsamer zu werden und nur jeweils eine Sache gleichzeitig zu tun. Ja, dies sind zwei wesentliche Aspekte der Einführung von Achtsamkeit beim Essen: langsamer zu werden und ohne Ablenkungen zu essen. Wenn wir geübter darin werden, präsent zu sein, können wir sowohl achtsam als auch schnell sein. Wir stellen sogar fest, dass wir sehr viel achtsamer sein müssen, wenn wir uns schnell bewegen. Achtsam zu sein bedeutet, darauf zu achten, und zwar ganz darauf zu achten, was *jetzt* geschieht. Wenn man mit einem scharfen Messer Gemüse schneidet, muss man umso aufmerksamer sein, je schneller man schneidet, wenn man seine Finger behalten will!

Wichtig ist auch zu verstehen, dass achtsames Essen achtloses Essen einschließt. Im weiten Feld der Achtsamkeit können wir uns der Tendenz zu achtlosem Essen bewusst werden und merken, wann wir ihr nachgeben. Wir können auch je nach Situation und Zeit entscheiden, mit welchem Anspruch wir an das Essen herangehen wollen. Im Rahmen meiner Arbeit als Ärztin muss ich bisweilen als Gutachterin vor Gericht aussagen. Vielleicht bin ich gerade auf dem Weg zum Gericht und habe keine Zeit zum Mittagessen gehabt. Ich weiß, dass es schwer sein wird, im Zeugenstand einen klaren Kopf zu behalten, und dass Gerichtsverhandlungen unvorhersehbar sind. Vielleicht muss ich stundenlang da bleiben. Ich entschließe mich achtsam zu achtlosem Essen und bestelle einen Veggie-Burger von einem Fast-Food-Drive-In, um ihn im Auto zu essen, wobei ich mich wenigstens bemühe, achtsam genug zu sein, um mein gutes Kostüm nicht mit der Spezialsauce zu bekleckern. Durch Achtsamkeit werden wir uns dessen bewusst, was wir tun, und oft auch, warum wir es tun.

Eine gesunde Beziehung zum Essen aufbauen

Wenn unsere Beziehung zum Essen aus dem Gleichgewicht gerät, geht unsere angeborene Freude am Essen verloren. Wenn die Beziehung schon seit vielen Jahren gestört ist, vergessen wir leicht, wie es ist, „normal" zu essen. Eigentlich müsste es heißen: Wie es *war*, „normal" zu essen, denn in der frühen Kindheit hat fast jeder eine natürliche Freude am Essen und ein instinktives Bewusstsein dafür erlebt, wie viel befriedigend war.

Einige Elemente einer gesunden Beziehung zum Essen sind:

1. Sie fühlen sich glücklich und vom Leben ganz in Anspruch genommen, wenn Sie nicht essen. (Essen ist nicht Ihre einzige verlässliche Quelle der Freude und Befriedigung.)

2. Wenn Sie keinen Hunger haben, essen Sie auch nicht.

3. Sie hören auf zu essen, wenn Sie sich satt fühlen, und können auch Essen auf dem Teller liegen lassen.

4. Es gibt bei Ihnen Intervalle von mindestens mehreren Stunden, in denen Sie keinen Hunger haben und nicht ans Essen denken, unterbrochen von (Mahl)Zeiten, zu denen Sie Hunger haben und das Essen genießen.

5. Sie genießen es, viele verschiedene Lebensmittel zu essen.

6. Sie haben ein gesundes Körpergewicht, das stabil ist oder innerhalb einer Bandbreite von zwei bis drei Kilo schwankt. Sie brauchen sich nicht öfter als einmal alle paar Monate oder Jahre zu wiegen.

7. Sie machen sich nicht ständig Sorgen wegen des Essens und zählen keine Kalorien, um zu entscheiden, ob Sie es sich „leisten" können, etwas zu essen oder nicht.

Wenn einer dieser Punkte oder alle nicht auf Sie zutreffen, sind Sie nicht allein. Viele von uns haben aufgrund verschiedener Einflüsse in unserem Leben ungesunde Gewohnheiten entwickelt. (Dazu mehr in Kapitel 3.) Zum Glück kann Achtsamkeit beim Essen dazu beitragen, Ihr natürliches Gleichgewichtsgefühl, Ihre Befriedigung und Ihre Freude am Essen wiederherzustellen.

Über die Übungen und die Audio-CD

Es kann schwer sein, etwas, das zu Verlegenheit und Selbstkritik führt, ehrlich zu betrachten. Jedoch können wir unseren Kampf mit dem Essen nur durchschauen und einen Weg hinaus finden, wenn wir ihn ehrlich betrachten.

Die in diesem Buch vorgestellten Übungen entstammen den Übungen, Workshops und Retreats zum Thema Achtsamkeit beim Essen, die ich in den letzten beiden Jahrzehnten geleitet habe. Manchen Menschen (einschließlich mir) fällt es schwer, die Anleitungen für eine Übung zu lesen und gleichzeitig die Übung durchzuführen. Aus diesem Grund haben wir in Ergänzung zum Buch eine Audio-CD mit entsprechenden

Anleitungen produziert.* Die CD enthält Aufnahmen der wichtigsten Übungen zum Thema Achtsamkeit beim Essen.

Es ist nicht einfach, das wichtige Thema Essen ganz alleine zu bearbeiten. Vielleicht hilft es Ihnen, einen Partner zu finden oder eine Gruppe zu gründen, die dieses Buch liest und sich gemeinsam an den Übungen versucht. In unseren Workshops diskutieren wir, nachdem wir eine Übung durchgeführt haben, darüber, was wir erlebt und festgestellt haben. Diese Gespräche können lustig, bewegend, traurig oder enthüllend sein. Ein Gefühl warmer Verbundenheit und Unterstützung entwickelt sich, wenn wir entdecken, dass wir mit unseren Anstrengungen nicht alleine sind. Auf *www.mindfuleatingbook.com* finden Sie einen Leitfaden zur Benutzung des Buches im Rahmen eines Kurses oder einer Gruppe.

Es ist wichtig, die Übungen, vor allem die, die auf der Audio-CD zu finden sind, wirklich *durchzuführen*. Achtsamkeit beim Essen ist nichts Theoretisches und lässt sich nicht allein durch das Lesen eines Buches erreichen. Vielmehr beruht Achtsamkeit beim Essen auf Erfahrung. Nur eine echte Erfahrung erweckt die Wahrheit in unserem Körper und Herzen zum Leben. Ich könnte Ihnen immer wieder sagen, welchen Wert Achtsamkeit beim Essen haben kann, doch es kann Ihnen keine Befriedigung verschaffen, solange Sie es nicht ausprobieren. Im Zen-Buddhismus gibt es den Satz: „Ein gemalter Reiskuchen stillt keinen Hunger." Die einzige Möglichkeit, den Hunger Ihres Körpers zu befriedigen, besteht darin, den Reiskuchen zu essen. Die einzige Möglichkeit, den Hunger in Ihrem Herzen und Geist zu stillen, besteht darin, den Reiskuchen achtsam zu essen.

Alles, dem wir sorgfältig und geduldig unsere Aufmerksamkeit schenken, wird sich schließlich für uns öffnen. Sobald es uns gelingt, die Macht eines konzentrierten Geistes anzuwenden, wird potentiell alles sein wahres Herz für uns offenbaren. Diese Verbindung von Herz zu Herz mit uns selbst, mit unseren Lieben und mit der Welt selbst ist es, wonach wir uns

* Die Audio-CD zu diesem Buch wird voraussichtlich im Frühjahr 2010 im Arbor Verlag erscheinen.

alle so sehr sehnen. Wir können sie in einer so schlichten Tätigkeit wie dem Essen eines Stücks Brot finden. Wir brauchen dazu nur ein bisschen Mut und die Bereitschaft, das wunderbarste aller Abenteuer, die Reise des Sehens, Riechens, Schmeckens und Spürens zu beginnen.

ÜBUNG
Grundlegende Übung zur Achtsamkeit beim Essen

Nun beginnt unsere Reise. Diese erste Übung zur Achtsamkeit beim Essen ist wesentlich – viele der anderen Übungen in diesem Buch beruhen auf ihr, also lassen Sie sie bitte nicht aus. In dieser Übung werden wir damit experimentieren, unsere ganze Aufmerksamkeit auf den Verzehr einer sehr kleinen Menge eines bestimmten Lebensmittels zu richten. Am besten lassen Sie sich diese Übung Schritt für Schritt laut vorlesen.

Vorbereitung: Für diese Übung brauchen Sie eine einzelne Rosine. Andere Lebensmittel sind auch möglich, etwa eine getrocknete Preiselbeere, eine einzelne Erdbeere, eine Kirschtomate oder ein ungewöhnlicher Cracker.

1. Fangen Sie an, indem Sie sich ruhig hinsetzen und als Ausgangspunkt Ihren Hunger einschätzen: Wie hungrig sind Sie auf einer Skala von null bis zehn? Wohin „schauen" Sie in Ihrem Körper, um festzustellen, wie hungrig Sie sind?
2. Stellen Sie sich vor, Sie wären ein Wissenschaftler auf einer Expedition zur Erforschung eines neuen Planeten. Ihr Raumschiff ist gelandet und Sie haben festgestellt, dass der Planet bewohnbar zu sein scheint. Sie können die Luft atmen und problemlos herumgehen. Die Oberfläche des Planeten scheint aus nackter Erde und Fels zu bestehen und niemand hat bisher irgendwelche erkennbaren Formen von Leben gefunden. Die Lebensmittelvorräte in Ihrem Raumschiff gehen zur Neige und alle bekommen Hunger. Sie sind gebeten worden, diesen Planeten nach irgendetwas, das essbar sein könnte, auszukundschaften. Beim Herumgehen finden Sie einen kleinen Gegenstand, der auf dem Boden liegt, und heben ihn auf. Legen Sie die Rosine (oder ein anderes kleines Lebensmittel) in ihre Handinnenfläche. Sie erkunden

sie nun mit den einzigen Werkzeugen, die Sie haben, Ihren fünf Sinnen. Sie haben keine Ahnung, was es für ein Gegenstand ist. Sie haben so etwas noch nie gesehen.

3. **Augenhunger** Zuerst erforschen Sie den Gegenstand mit Ihren Augen. Betrachten Sie seine Farbe, Form und Oberflächenstruktur. Was sagt der Geist, was es sein könnte? Schätzen Sie jetzt Ihren Augenhunger auf diesen Gegenstand ein. Auf einer Skala von null bis zehn, wie viel Hunger haben Sie auf diesen Gegenstand, ausgehend von dem, was Ihre Augen sehen?

4. **Nasenhunger** Nun erforschen Sie ihn mit Ihrer Nase. Riechen Sie daran, erfrischen Sie Ihre Nase und schnüffeln Sie noch einmal daran. Ändert das etwas an Ihrer Vorstellung, ob er essbar sein könnte? Schätzen Sie jetzt Ihren Nasenhunger ein. Auf einer Skala von null bis zehn, wie viel Hunger haben Sie auf diesen Gegenstand, ausgehend von dem, was Ihre Nase riecht?

5. **Mundhunger** Nun können Sie diesen Gegenstand mit Ihrem Mund erforschen. Stecken Sie ihn sich in den Mund, aber beißen Sie nicht hinein. Sie können ihn im Mund herumrollen lassen und mit der Zunge erforschen. Was fällt Ihnen auf? Jetzt können Sie in diesen geheimnisvollen Gegenstand hineinbeißen, aber nur einmal. Nachdem Sie einmal hineingebissen haben, lassen Sie ihn wieder in Ihrem Mund herumrollen und erforschen ihn mit der Zunge. Was fällt Ihnen auf? Schätzen Sie jetzt den Mundhunger ein. Auf einer Skala von null bis zehn, wie viel Hunger haben Sie auf diesen Gegenstand, ausgehend von dem, was der Mund schmeckt und spürt? Mit anderen Worten, wie sehr wünscht sich der Mund, mehr davon zu erleben?

6. **Magenhunger** Nun beschließen Sie, ein Wagnis einzugehen und diesen unbekannten Gegenstand zu essen. Sie kauen ihn langsam, merken, wie sich die Beschaffenheit und der Geschmack im Mund verändern. Sie schlucken. Sie stellen fest, ob noch irgendwelche Reste in Ihrem Mund vorhanden sind. Was macht die Zunge, wenn Sie mit dem Essen fertig sind? Wie lange können Sie das Aroma noch wahrnehmen? Schätzen Sie jetzt den Magenhunger ein. Ist der Magen voll oder nicht, befriedigt oder nicht? Schätzen Sie den Magenhunger auf einer Skala von null bis zehn ein. Mit anderen Worten, wie sehr wünscht sich der Magen mehr von diesem Lebensmittel?

7. **Zellhunger** Nehmen Sie wahr, wie dieses Lebensmittel in Ihren Körper übergeht. Die Aufnahme der Nahrung beginnt, sobald wir anfangen zu kauen. Gibt es irgendwelche neuen Empfindungen, anhand derer Sie merken, dass

dieses Lebensmittel vom Körper angenommen wird? Wie wird es von den Zellen in Ihrem Körper aufgenommen? Schätzen Sie jetzt den Zellhunger ein. Auf einer Skala von null bis zehn, wie sehr wünschen sich die Zellen mehr von diesem Lebensmittel?

8. **Geistiger Hunger** Können Sie hören, was Ihr Geist über dieses Lebensmittel sagt? (Hinweis: Oft verwendet der Geist Formulierungen mit „sollte" oder „sollte nicht".) Schätzen Sie jetzt den geistigen Hunger ein. Auf einer Skala von null bis zehn, wie sehr wünscht sich der Geist mehr von diesem Lebensmittel?

9. **Herzhunger** Sagt Ihr Herz irgendetwas über dieses Lebensmittel? Auf einer Skala von null bis zehn, wie beruhigend oder tröstend ist es? Wünscht sich das Herz mehr von diesem Lebensmittel?

Vielleicht möchten Sie diese Übung mit einem Getränk wiederholen. Suchen Sie sich ein Getränk aus, das Sie noch nie getrunken haben, etwa einen exotischen Fruchtsaft. Nehmen Sie sich Zeit und schätzen Sie jede Art von Durst einzeln ein.

Anfangs fällt uns diese Übung vielleicht schwer. Wie bei allen Übungen öffnet sich Ihr Gewahrsein umso mehr, je öfter Sie die Übung durchführen. Wenn Sie diese Übung mit vielen Arten von Lebensmitteln und Getränken probieren, wird es Ihnen mit der Zeit leichter fallen, die unterschiedlichen Arten von Hunger zu spüren und einzuschätzen. Wenn Sie sich weiterhin in Achtsamkeit beim Essen üben, werden Sie Gewandtheit und Selbstsicherheit in einer neuen, ausgewogeneren Beziehung zu Lebensmitteln entwickeln. Sie werden Körper, Herz und Geist nähren können und ein Gefühl der Gelassenheit und Freude beim Essen wiedergewinnen.

Einer der grundlegenden Aspekte der Achtsamkeit beim Essen ist der, mehr Neugier und Interesse am Gefühl des Hungers selbst zu entwickeln. Im nächsten Kapitel werden wir die sieben Arten von Hunger, die wir in dieser Übung angesprochen haben, erforschen.

ANMERKUNGEN

1   Für eine Bibliographie der Forschung zum Nutzen von Stressbewältigung durch Achtsamkeit siehe *www.umassmed.edu/Content.aspx?id=42066.*

Kapitel 2

Die sieben Arten von Hunger

Achtsamkeit beim Essen fängt am Anfang an: mit dem Hunger. Vielleicht haben Sie schon einmal die berühmte Zen-Frage gehört: „Wie klingt das Klatschen einer Hand?" Im Hinblick auf achtsames Essen können wir fragen: Wie klingt Hunger? Wie schmeckt Hunger? Wo wohnt Hunger im Körper? Was führt dazu, dass Hunger entsteht?

Es gibt auch den Zen-Spruch: „Wenn man Hunger hat, soll man essen." Das klingt so einfach, ist es aber nicht. Für die meisten von uns war es tatsächlich so einfach, als wir Kinder waren. Studien zeigen, dass Säuglinge und kleine Kinder ein intuitives Gefühl dafür haben, was und wie viel sie essen. Wenn man einem Baby eine Auswahl von Lebensmitteln auf dem Tischchen seines Hochstuhls anbietet, isst es zum Entsetzen seiner Eltern vielleicht nur eins davon und ignoriert alles andere. Seine Mutter denkt dann möglicherweise: „Wie soll es gesund aufwachsen, wenn es sich nur von Kartoffelbrei ernährt?" Wenn Forscher die Mutter dazu bewegen können, lockerer zu werden, abzuwarten und zuzusehen, können sie ihr zeigen, dass sich ihr Baby über eine Woche hinweg gesehen genau richtig ernährt, als ob ein innerer Ernährungsberater ihm soufflieren würde. Babys sind auf die Botschaften ihres Körpers eingestimmt. Wenn sie genug Auswahl haben, ernähren sie sich langfristig ausgewogen, nehmen genau die richtige Menge an Kalorien, Vitaminen und Mineralien, Eiweiß, Fett und Kohlehydraten auf. Dies ist eine Fähigkeit, ein inneres Lauschen, welches wir einst alle beherrschten, jedoch im Laufe unseres Älterwerdens oftmals vergessen haben.

Haben Sie schon einmal beobachtet, wie gesunde kleine Kinder essen? Sie kommen hereingerannt, nachdem sie den ganzen Morgen in ihr Spiel vertieft waren, setzen sich an den Tisch und essen mit sichtlichem Appetit gerade so viel, wie sie brauchen. Dann laufen sie wieder weg, um weiter zu spielen. Vielleicht mussten sie mehrmals zum Essen gerufen werden. Mahlzeiten sind kurze, aber notwendige Unterbrechungen zum Auftanken zwischen den Spielphasen. Essen ist für ein Kind zweitrangig.

Wenn diese intuitiven Esser älter werden, ist das Essen mehr als nur ein bloßer Tankstopp. Essen beginnt, viele Zwecke zu erfüllen. Es dient zum Trösten, zum Ablenken, zum Hinauszögern, zum Betäuben, zum Unterhalten, zum Verführen, zum Belohnen und sogar zum Bestrafen. Die einst so geradlinige Beziehung zwischen Hunger, Essen und Befriedigung aus unserer Kindheit wird mit den Jahren durch alle möglichen Gedanken und Gefühlen belastet.

Als Erwachsene stellen wir vielleicht fest, dass wir uns vom Essen weg rufen und dazu überreden müssen, *nicht* zu essen. Die Angelegenheit des Essens ist zu einem Mittelpunkt geworden, einer über die Küchentheke gereichten Medizin für die vielen Zwänge und Sorgen unseres geschäftigen Lebens. Unser Essverhalten wird von vielen verschiedenen Kräften, vielen verschiedenen Arten von Hunger gesteuert.

Was ist im Laufe unseres Erwachsenwerdens geschehen, dass wir unseren natürlichen Hunger und die Leichtigkeit, mit der wir Befriedigung beim Essen fanden, jetzt zu derart komplizierten Problemen anwachsen ließen? Die Antwort besteht aus zwei Teilen. Erstens lehrte uns unsere Umgebung ungesunde Gewohnheiten in Bezug auf Essen und Lebensmittel. Dann errang unser Geist die Vorherrschaft über unserem Körper. Die Intelligenz, die wir als Säuglinge hatten, verschwand unter dem Druck unserer besorgten Betreuer. Während sich ihre Zuneigung zu uns in Sorge um uns verwandelte, begannen unsere angeborene Weisheit im Hinblick auf das Essen und unsere unschuldige Freude daran zu schwinden. Aus Liebe zu uns zerstörten sie unseren natürlichen Appetit.

Vielleicht war die Familie Ihres Vaters arm und in seiner Kindheit herrschte bei ihm zu Hause ständig die Sorge, ob morgen genug Essen auf den Tisch kommen würde. Ihr Vater nahm sich vor, dass seine Kinder immer genug zu essen haben sollten, und daher ist er stolz darauf, jeden

Samstagabend Steak zu servieren. Früher sagte er immer zu Ihnen: „Als ich ein Kind war, konnten wir von Glück reden, wenn wir überhaupt Fleisch hatten. Viele Kinder sterben, weil sie nichts zu essen haben, also iss dein Steak!" Es spielte keine Rolle, dass Sie kein Fleisch mochten, dass Ihr übrig gebliebenes Steak nicht per Luftpost nach Afrika geschickt werden konnte oder dass Ihre Eltern Ihnen zu viel auf den Teller getan hatten. Sie fühlten sich schuldig, weil Sie Ihren Eltern nicht gehorchen konnten, weil Sie das, wofür sie so hart gearbeitet hatten, nicht zu schätzen wussten, und weil Sie aßen und dabei die Gesichter hungernder Menschen in den Abendnachrichten sahen.

In Restaurants nahm der Druck noch zu. „Ich habe gutes Geld für dieses Essen bezahlt, also isst du besser alles auf!" Die in Ihrer Kindheit entstandene Gewohnheit, Ihren Teller leer zu essen, hat Ihnen damals vielleicht viel Leid erspart. Doch sie kann viel Leid bei Ihnen *auslösen*, wenn sie bis ins mittlere Lebensalter anhält. Falls Sie nicht gerade ein Holzfäller oder ein olympischer Schwimmer sind, können Sie, wenn Sie heutzutage Ihren Teller in einem Restaurant leer essen, auf diese Weise leicht doppelt so viele Kalorien zu sich nehmen, wie Sie an einem Tag verbrennen können. Die Portionsgrößen vieler Gerichte in Restaurants sind heute doppelt bis fünfmal so groß, wie sie waren, als unsere Eltern auswärts essen gingen.

Ein weiteres Beispiel: Sagen wir, Sie hätten auf das liebevolle Drängen Ihrer Eltern reagiert, indem Sie rebelliert hätten. Stellen wir uns vor, Ihre Eltern hätten gesagt, Sie sollten keinen Kaffee trinken, weil er das Wachstum hemmen würde, oder Sie müssten Ihr Gemüse essen, bevor Sie Nachtisch bekämen. Sie beschlossen, sobald Sie von zu Hause auszögen, würden Sie Kaffee trinken und Nachtisch essen, wann immer Sie Lust dazu hätten. Diese Art, genau das Gegenteil von dem zu tun, wozu Ihre Eltern Sie gedrängt haben, bezeichnet man als „reaktives Verhaltensmuster". Sie ziehen von zu Hause aus und denken: „Endlich bin ich frei", aber Sie sind es nicht. Wenn unser Verhalten von reaktiven Verhaltensmustern aus der Kindheit gesteuert wird, sind wir noch immer an unsere Eltern gebunden. Wir sind nicht frei.

Die Praxis der Achtsamkeit hat das Potential, uns von den reaktiven Verhaltensmustern, die wir mit uns herumtragen, zu befreien. Sie kann uns von den ungebetenen Stimmen und Gefühlen befreien, welche die

Macht über unser Essverhalten übernommen, den Geschmack unseres Essens geschwächt und uns unseres Geburtsrechts beraubt haben, einfach zu essen und das Essen ganz und gar zu genießen.

Die Zen-Lehren ermutigen uns, nicht darüber zu grübeln, wer all diese Sorgen und Schuldgefühle hervorgerufen hat oder wem unsere ungesunden Verhaltensmuster im Bereich des Essens vorzuwerfen sind. Wir sagen, dass diese Art von Schwierigkeiten ein normaler Bestandteil des Erwachsenwerdens als Mensch ist. Jeder bekommt Beulen und Kratzer und Verletzungen ab, wenn er aufwächst. Sie brauchen weder außerhalb noch innerhalb von sich nach jemandem zu suchen, dem Sie die Schuld geben könnten.

Die Frage, die uns jedoch interessiert, ist: Können wir es ändern? Wenn ja, wer kann es ändern? Die Antwort auf die erste Frage lautet „ja". Durch die Kraft des Gewahrseins ist es möglich, reaktive Verhaltensmuster aufzulösen und einen natürlichen Weg zur Gesundung hin einzuschlagen. Wer kann es ändern? Nur Sie. Sie, so wie Sie sind. Sie brauchen einen gewissen Mut, um sich das, was in jedem Augenblick geschieht, direkt anzusehen. Sie haben diesen Mut, sonst hätten Sie nicht bis hierhin in diesem Buch gelesen. Sie brauchen auch die Unterstützung und Ermutigung durch andere, die ebenfalls beschlossen haben, etwas zu ändern.

Wir alle möchten mehr Freiheit erreichen, doch die Erfahrung von Freiheit stellt sich nicht über Nacht ein. Oft überfordern wir uns selbst, wie wir es tun, wenn wir Vorsätze für das neue Jahr fassen. Dies führt zu Frustration und noch kritischeren inneren Stimmen. Ein guter Start kann uns gelingen, wenn wir unsere Ansprüche etwas herunterschrauben und mit der Achtsamkeit beim Essen beginnen, indem wir morgens einen Schluck Tee bewusst trinken. Nehmen Sie sich einen Moment Zeit, um die Farbe des Tees und seinen Duft wahrzunehmen. Spüren Sie die Flüssigkeit in Ihrem Mund und in Ihrer Kehle. Öffnen Sie Ihr Gewahrsein für die Gegenwart des warmen Sonnenlichts, des kühlen Regens und der dunklen Erde in diesem einen Schluck Tee. Alles wird sich aus diesem schlichten Vorgang heraus entfalten. Sich ein paar Augenblicke lang einfach bewusst zu sein, scheint eine Kleinigkeit zu sein. Unterschätzen Sie die Kraft der Achtsamkeit nicht. Durch diese kleinen Momente der Achtsamkeit lösen wir alte Gewohnheiten auf und bringen eine innere Bewegung hin zu mehr Gesundheit in Gang.

Warum haben Sie Lust zu essen?

Bevor wir an der Achtsamkeit beim Essen arbeiten, müssen wir uns bewusst werden, was uns zum Essen bewegt. Die meisten Leute werden Ihnen sagen, sie äßen, weil sie Hunger hätten. Wenn Sie sie jedoch bitten, zu beschreiben, woran sie erkennen, dass sie Hunger haben, werden sie unsicher.

Einer der Gründe, weshalb viele Menschen nur eine vage Vorstellung davon haben, was Hunger eigentlich ist, besteht darin, dass es sieben verschiedene Arten von Hunger gibt. All diese Arten sind tatsächliche Erfahrungen. Wir erleben sie als Empfindungen, Gedanken und Gefühle in unserem Körper, Geist und Herzen.

Es kann viele Gründe für das Gefühl „ich bin hungrig" geben. Es könnte sein, dass wir seit zwei Tagen nichts gegessen haben. Vielleicht sind wir müde oder besorgt oder einsam. Manchmal, wenn wir Hunger erleben, ist es gar kein Hunger nach Essen, doch wenn wir ihn spüren, versuchen wir irrigerweise, ihn durch Essen zu lindern. Durch Achtsamkeit können wir beginnen, diese verschiedenen Empfindungen von Hunger zu entwirren und voneinander zu trennen. Nur dann können wir angemessen und gesund auf jede von ihnen reagieren.

Die grundlegendste Art von Hunger ist physiologisch. Es ist das Verlangen unseres Körpers nach Essen. Er stellt sich ein, wenn unsere Energiereserven niedrig sind und unsere Zellen nach mehr Brennstoff verlangen, um uns warm und am Leben zu halten. Wenn wir frieren, muss unser Körper beispielsweise Kalorien verbrennen, um uns warm zu halten. Typischerweise haben wir im Winter mehr Hunger und legen ein paar Pfund an isolierendem Fett zu. Bei heißem Wetter verlieren wir den Appetit, essen nur etwas Leichtes und ermöglichen unserem Körper, kühler zu bleiben, indem wir ein paar Kilos loswerden. Wenn wir in der Lage wären, einfach den Hunger der Zellen wahrzunehmen und darauf zu reagieren, wie es wilde Tiere tun, würden wir uns auf eine gesunde, unkomplizierte Art ernähren. Wenn wir Hunger hätten, würden wir einfach essen. Wenn nicht, dann nicht. Das Leben wäre ganz einfach.

Doch das Schöne am Menschsein ist gerade, dass wir über mehr Impulse verfügen als nur über die, die man fürs nackte Überleben braucht.

Wir genießen das Essen. Es appelliert an uns durch unsere Sinne, unsere Augen, unsere empfindsame Nase, unseren Mund, in dem das Wasser zusammenläuft, und unser sehnsüchtiges Herz. Wenn unsere Sinne geweckt werden, reagieren wir oft automatisch, indem wir uns Essen in den Mund stecken. Um uns nicht in die Irre führen zu lassen, um Raum für einen möglichen Wandel zu schaffen, müssen wir uns genau ansehen, was in uns selbst geschieht. Wir müssen unser Empfinden der unterschiedlichen Arten von Hunger erforschen. Wir müssen einen winzigen Augenblick überlegen und innehalten, bevor wir in ein heißes Stück Pizza oder in den klebrigen Schokoladenkuchen beißen. Das klingt leicht, aber es kann eine interessante Herausforderung sein.

Dieses Kapitel untersucht die Arten von Hunger, die wir in unseren Workshops zum Thema Achtsamkeit beim Essen entdeckt haben. Diese sind Augenhunger, Nasenhunger, Mundhunger, Magenhunger, Zellhunger, geistiger Hunger und Herzhunger. Neben diesen sieben gibt es noch einen Hunger, der eigentlich Durst ist. Nachdem wir gelernt haben, diese unterschiedlichen Arten von Hunger wahrzunehmen, können wir uns hinsetzen und vor dem Essen rasch einschätzen: Auf einer Skala von eins bis zehn, wie groß ist mein Augenhunger? Mein Mundhunger? Mein Zellhunger? Wenn wir das wissen, können wir angemessen essen und alle Teile von uns, die hungrig sind, zufrieden stellen. Wir können das Essen voll und ganz genießen.

Augenhunger

Sie haben gerade mit einer kleinen Gruppe von Freunden in einem Restaurant ein großes Mahl zu sich genommen.

Die Atmosphäre war fröhlich und herzlich, das Essen köstlich. Die Kellnerin kommt und fragt: „Darf ich Ihnen den Dessertwagen zeigen?" Sie wollen protestieren: „Nein, ich kann wirklich nicht mehr", doch stattdessen sagen Sie unwillkürlich: „Es kann ja nicht schaden, mal zu gucken." Der Dessertwagen kommt. Die Augen schweifen über ein verlockendes Angebot – eine frische Zitronentorte mit einer Blume aus

Schlagsahne, dunkle Mousse au chocolat mit gehobeltem Ingwer, ein großes Stück warmer Apfelkuchen, aus dem Karamellfüllung sickert, New York Käsekuchen mit Himbeersauce… Mmhh…

Auch wenn der Magen protestiert: „Ich bin zu voll. Bitte nichts mehr!", sind die Augen hingerissen (und es fällt schwer, die erwartungsvolle junge Kellnerin ohne eine Bestellung zurückzuschicken). Die Entscheidung lautet nicht mehr, ob Sie einen Nachtisch nehmen sollen, sondern, welchen Sie nehmen sollen. Der Augenhunger hat gewonnen. Die Augen sagen: „Das könnte ich essen!", obwohl der Magen- und der Zellhunger schon mehr als befriedigt sind.

Werbefachleute kennen sich mit Augenhunger aus. Sie entwerfen wunderschöne Lebensmittelwerbung in Zeitschriften, auf Plakatwänden, im Fernsehen und Kino. Es gibt Photographen, die darauf spezialisiert sind, Lebensmittel so zu fotografieren, dass ihre Verlockung für die Augen so groß wie möglich ist. Die Augen sehen, die Augen bleiben haften, die Augen senden Signale an den Geist, die sagen: „Wir haben Hunger darauf!" Die Augen können den Geist „überreden", sich über Signale vom Magen und vom Körper, die überhaupt keinen Hunger haben, hinwegzusetzen.

Nach einem guten Essen im Restaurant beschließen Sie und Ihre Freunde, ins Kino zu gehen. Während Sie es sich auf Ihren Plätzen bequem machen, erscheint leuchtende Werbung für Essen und Trinken auf der riesigen Leinwand: mit Milchschokolade überzogene Rosinen, Lakritzstäbchen, Butterfingers-Schokoriegel, Käse-Nachos, heißes Popcorn, Coke und Pepsi. Obwohl Sie gerade gegessen haben, weckt der Anblick des Karamells, das aus einem meterlangen Schokoriegel trieft, Ihren Augenhunger. Der Geist stimmt zu. Der Film wird zwei Stunden dauern und außerdem ist immer Platz für einen kleinen Riegel.

Vielleicht entscheiden Sie auch, dass Sie nichts mehr essen können. Doch Ihr Freund kauft eine große Portion Popcorn und reicht sie Ihnen aus reiner Höflichkeit herüber. Es riecht so gut. Sie haben die Wahl, tief einzuatmen und nur den Duft zu genießen („sonderbar!") oder loszumampfen („normal").

Bei der Entscheidung, wie viel eines bestimmten Lebensmittels sie essen sollen, stützen sich Leute oft auf die Rückmeldung, die ihre Augen ihnen liefern. Die Augen sagen etwas wie: „Essen wir die Hälfte davon" oder „Essen wir das alles". In seinem Buch Essen *ohne Sinn und Verstand. Wie die Lebensmittelindustrie uns manipuliert* schildert Brian Wansink Forschungen, die zeigen, dass Menschen, denen man einen großen Eimer kostenloses, aber nicht mehr frisches Popcorn gibt, sich einundzwanzig Mal mehr davon nehmen und 173 Kalorien mehr zu sich nehmen als Menschen, denen man einen mittelgroßen Eimer gibt. Dies geschieht unabhängig davon, ob sie gerade eine reichliche Mahlzeit gegessen haben oder nicht. Mit anderen Worten, die Augen setzen sich über Informationen vom Mund („Dieses muffige Popcorn schmeckt nach Styropor") und vom Magen und Körper („Wir haben gerade gegessen, gönn uns eine Pause") hinweg. Die Ohren machen bei der Verschwörung mit. Es ist schwer, zuzuhören, wie andere Leute im Kino um einen herum vor sich hin mampfen, und dem Verlangen, dasselbe zu tun, zu widerstehen.[1]

Forscher fragten sich, wie weit die Macht der Augen, sich über andere Sättigungssignale hinwegzusetzen, gehen kann. Zu diesem Zweck erfanden sie den bodenlosen Suppenteller, der sich ständig nachfüllte, während die Leute aßen. Nachdem sie zwanzig Minuten gegessen hatten, merkten die Probanden mit den bodenlosen Tellern immer noch nicht, was da vor sich ging! Obwohl die Leute mit den bodenlosen Tellern 73 Prozent mehr Suppe aßen als diejenigen mit normalen Tellern, schätzten sie, sie hätten genauso viele Kalorien zu sich genommen wie die anderen auch.[2]

Die Augen haben auch die Macht, sich über den Mund hinwegzusetzen. *In Essen ohne Sinn und Verstand* erzählt Wansink die Geschichte eines Kochs bei der Marine, dessen Truppen Kirschgötterspeise verlangten. Er hatte keine da, doch es gelang ihm, ihnen vorzugaukeln, sie äßen Kirschgötterspeise, einfach indem er roten Farbstoff zu Zitronengötterspeise hinzugab.[3]

Selbst die Experten, die Menschen, die diese Forschungen durchführen, lassen sich vom Auge in die Irre führen. Bei einer Party bedienten sie sich selbst und aßen, ohne es zu merken, erheblich mehr Eis, wenn man ihnen größere Portionierlöffel und größere Schüsseln gab. Wenn wir das Ganze umdrehen, können wir uns die Macht des Augenhungers zunutze machen. Menschen, die weniger essen möchten, sollten kleinere Teller oder Schüsseln benutzen. Sie können sich den Teller füllen, aber zumindest die Hälfte des Tellers sollte mit Gemüse und Salat gefüllt werden, die andere Hälfte mit eiweiß- und stärkereichen Lebensmitteln.[4] Die Mischung von Farben und Formen befriedigt den Augenhunger, die Vielfalt der Aromen und Konsistenzen befriedigt den Mundhunger und das Gleichgewicht der Nährstoffe befriedigt den Zellhunger.

Die Augen können uns sogar hungrig machen, wenn sie bloß Worte über Essen lesen. Als ich frisch verheiratet war, kam ich gerade erst vom College. Weil ich lernen wollte, eine Ehefrau und Köchin zu sein, las ich *The Joy of Cooking*, das meine Großmutter mir zur Hochzeit geschenkt hatte. Beim Lesen bekam ich Hunger. Mir lief das Wasser im Munde zusammen, obwohl ich gar kein Essen, sondern nur *Worte* über das Essen verschlang, Worte, die Bilder köstlicher Gerichte heraufbeschworen. Ich fing an, mich durch das Buch hindurchzukochen. Ich aß mich auch durch es hindurch. Ich plante Mahlzeiten, ausgehend vom Nachtisch und von da aus rückwärts. Ich war ein Mensch, der sich nie wog, weil mein Gewicht immer gleich war – doch nun fiel mir auf, dass meine Kleider nicht mehr passten. Mein Mann bemerkte, ich sähe *zaftig* aus (jiddisch für „hübsch mollig").

Abgesehen von dem Problem, dass mir meine Kleider zu eng wurden, fing ich an, Geheimnisse zu haben. Wenn mein Mann bei der Arbeit war, backte ich zum Beispiel ein Blech Brownies. An dem Abend aßen wir jeder ein Brownie. Am nächsten Tag, wenn er bei der Arbeit war, probierte ich die anderen, bis alle weg waren. Aus Angst, dass er das merken würde, und aus schlechtem Gewissen, weil ich den Nachtisch für vier Tage auf einmal gegessen hatte, backte ich noch ein Blech. Dann „musste" ich noch zwei bis vier Brownies essen, damit das Blech genauso aussah wie am Abend zuvor.

Da merkte ich, dass ich in Schwierigkeiten war. Als ich eine Waage fand, stellte ich fest, dass ich sieben Kilo zugenommen hatte. Mir wurde bewusst, dass ich nicht aus Hunger, sondern aus einer Mischung aus Langeweile und frustrierter Kreativität heraus aß. Ich suchte mir einen Job, hatte zu tun und erlangte allmählich meinen gewohnten Körperumfang wieder. Ich entwickelte außerdem einen gesunden Respekt für das Leiden der Menschen, die mit dem Essen zu kämpfen haben.

Sich des Augenhungers bewusst werden

Wenn Sie sich zum Essen hinsetzen, nehmen Sie sich ein paar Minuten Zeit, um das Essen zu betrachten. Werden Sie sich der Farben, Konsistenzen und der Anordnung auf dem Teller bewusst. Was gefällt den Augen an diesem Essen?

Kaufen oder leihen Sie sich eine Frauenzeitschrift. Blättern Sie sie durch und achten Sie darauf, welche Bilder den Augenhunger ansprechen. Wie viele Fotos in einer Zeitschrift haben Sie hungrig gemacht?

Wenn in der Zeitschrift Rezepte sind, versuchen Sie, ein paar davon zu lesen, ohne auf die Bilder zu achten. (Es ist schwer, die Fotos zu ignorieren. Sie sollen bewusst verlockend sein.) Das funktioniert vielleicht besser, wenn Ihnen jemand die Rezepte vorliest. Stellen Sie fest, ob das bloße Hören der Rezepte Hunger bei Ihnen weckt oder nicht.

Wenn Sie in ein Restaurant gehen, achten Sie auf alles, was an Ihren Augenhunger appelliert. Schließen Sie auch die Speisekarte und Vitrinen mit ausgestellten Gerichten in Ihre Untersuchung ein.

Augenhunger stillen

Was befriedigt Augenhunger? Schönheit. Denken Sie an dieses häufige Erlebnis von Augenhunger: Sie haben gerade eine sättigende Mahlzeit zu sich genommen, und dann kommt der Dessertwagen. Wenn diese Desserts in einer Schüssel zusammengemischt wären, eine undefinierbare Mischung aus püriertem Käsekuchen, Apfelstrudel, Mousse au chocolat und Zitronentörtchen, würden Sie „nein, danke" sagen. Der gezielte Appell an die Augen, die Schönheit jedes Desserts sind es, die Sie dazu bewegen, die zusätzlichen Kalorien zu sich zu nehmen.

Um Augenhunger zu befriedigen, müssen wir uns fragen: Was ist schön?

Die Japaner sind Meister der Kunst des Nährens durch die Augen. Bei einem traditionellen förmlichen Mahl gibt es oft zwölf bis fünfzehn kleine Gänge, wobei jeder ein der Jahreszeit angemessenes Kunstwerk ist. Jedes Angebot wird von der Kellnerin mit leiser, melodiöser Stimme beschrieben. Zuerst bringt sie eine kleine Schüssel klare Suppe mit abgeriebener Zitronenschale und duftenden Kräutern, dann ein bisschen frisch zubereiteten Tofu mit würziger Miso-Sauce, gegrillt und auf Farnblättern angerichtet, gefolgt von einem nach Kiefern duftenden Matsutake-Pilz auf einem gelb-orangefarbenen Ahornblatt. Jedes Mal, wenn eine handgemachte Schüssel oder ein ebensolcher Teller abgeräumt wird, kommt eine andere kleine Kostbarkeit: ein zart geschnittener frischer Bambusspross, ein paar Scheiben gebackene Yamswurzel, ein bebendes Stück Sesamtofu, alles mit seiner eigenen Sauce und exquisiter Dekoration. Sie können mehrere Stunden wie ein König oder eine Königin dasitzen und viele kleine Kunstwerke entgegennehmen, die alle einzeln präsentiert werden, damit jedes ganz gewürdigt werden kann. Wenn Sie gehen, sind Sie befriedigt, alle Ihre Sinne haben Nahrung bekommen, und die liebevolle Aufmerksamkeit, die in allem, was Sie gegessen haben, spürbar war, hat Ihr Herz gewärmt.

Unsere Augen werden tatsächlich hungrig. Wenn wir abgelenkt sind und die Dinge nicht wirklich ansehen, fühlen wir uns vage unzufrieden und isoliert. Denken Sie daran, wie es ist, wenn Sie eilig zur Arbeit müssen. Sie laufen an Ihrem Kind oder Partner vorbei und geben ihm einen flüchtigen Abschiedskuss auf die Wange. Bei dieser Gewohnheit, nicht wirklich hinzusehen, unseren Blick nur kurz über die Oberfläche der Dinge huschen zu lassen, bleiben wir auf elementare Weise hungrig und einsam. Wenn wir innehalten und bewusst hinsehen, stellen wir eine Verbindung her. Eine derartige, selbst kurze Verbindung kann unsere Stimmung heben und vermag es, unserem Herzen stundenlang Nahrung zu geben. *Wenn wir einfach hinsehen*, wird alles, was wir sehen, schön: Risse im Bürgersteig, eine verwelkte Pflanze, die runzligen Hände einer alten Frau. Die Navaho raten ihrem Volk: „Gehe in Schönheit". Wenn wir achtsame Augen nutzen, ist alles schön und jeder geht in Schönheit.

ÜBUNG

Einen Augenschmaus schaffen

Versuchen Sie, sich einmal in der Woche selbst ein achtsames Mahl zu bereiten, als ob Sie ein Gast wären. Sie können Ihr bestes Geschirr und Tafelsilber hervorholen, ein Platzdeckchen oder eine Tischdecke, sogar eine kleine Blumenvase oder eine Kerze. Richten Sie das Essen verlockend an, wie für einen Gast. Während Sie essen, lassen Sie Ihre Augen sich nicht nur am Essen weiden, sondern auch an den anderen Dingen auf dem Tisch.

In Kursen für Achtsamkeit beim Essen servieren wir Äpfel auf zwei unterschiedlichen Tellern. Der erste ist bewusst unattraktiv und ein paar nicht gerade makellose Äpfel liegen darauf. Auf dem zweiten Teller sind Apfelscheiben sorgfältig auf einem Bett aus Blättern und Blumen angerichtet. Die Teilnehmer schätzen ihren Augenhunger im Hinblick auf die beiden Teller ein. (In Japan essen die Menschen keine ganzen Äpfel oder Birnen. Sie werden stets in Scheiben geschnitten und reizvoll angerichtet.)

ÜBUNG

Augenhunger stillen, ohne zu essen

Wenn Sie Ihre Arbeit mit diesem Buch fortsetzen, werden Sie lernen, Ihren Hunger mit größerer Neugier und Aufmerksamkeit zu beobachten. Sie werden feststellen, dass manchmal, wenn Sie sich hungrig fühlen, nicht Ihr Körper nach Essen verlangt, sondern Ihre Augen nach Schönheit hungern.

Experimentieren Sie damit, den Augenhunger für sich zu befriedigen, ohne irgendetwas zu essen. Finden Sie etwas, das schön oder zumindest interessant anzusehen ist. Halten Sie inne und betrachten Sie es ein paar Minuten lang wirklich, saugen Sie es mit Ihren Augen in sich auf. Es können die bunten Blütenblätter einer Blume, ein Bild an der Wand oder die vielen Grüntöne der Blätter des Baums vor Ihrem Bürofenster sein. Blumengärten oder Stoffläden sind wunderbare Orte, wo sich Ihre Augen an Farben, Mustern und Strukturen weiden können. Das, was Sie bewusst betrachten, kann etwas so Alltägliches sein wie die bunte Farbe an den Wänden oder die Muster und Strukturen eines Zementbürgersteigs.

Stellen Sie sich vor, wie die Energie, die von diesem Anblick ausgestrahlt wird, in Ihre Augen dringt und in Ihren Körper übergeht. Weiden Sie Ihre Augen, solange Sie möchten. Vielleicht stellen Sie fest, dass diese Nahrung für die Augen auch Nahrung für das Herz ist.

Nasenhunger

Mein Nasenhunger wurde mir plötzlich und mit Macht bewusst, als sich die Türen des Flughafen-Zubringerzuges öffneten. Wir waren sechzehn Stunden geflogen, eingezwängt in enge Sitze ohne Möglichkeit, uns richtig zu bewegen, und die einzige Unterhaltung in den schlaflosen Stunden waren sechs mittelmäßige Filme gewesen sowie Mahlzeiten, die in keinem Bezug zum Verlangen unserer Körper nach Essen standen. Mit einer gewissen Tendenz zu Verstopfung bei langen, überwiegend sitzend verbrachten Reisen fühlte ich mich nach der Landung müde, schlapp und unangenehm vollgestopft. Doch ich wurde unvermittelt aus dem Halbschlaf gerissen, als der Duft heißer, würziger Tomatensauce durch die offenen Türen des Zuges hereinwehte. „Ich rieche Pizza! Lass uns Pizza essen!", schrie mein Geist.

Glücklicherweise waren die Botschaften vom Rest meines Körpers sehr klar. „Bist du verrückt? Du kannst den Mund da oben nicht dazu überreden, noch einen Bissen zu essen, bis wir das loswerden, was den Betrieb hier unten lahm legt." Der Duft nach Essen hatte eine Sehnsucht nach „Wohlfühlessen" geweckt, Essen, das aber tatsächlich das Leiden für meinen armen, sich unbehaglich fühlenden Körper verstärken würde. Es war ein weiterer Beweis dafür, dass eine gestörte Beziehung zum Essen mit fehlendem Gewahrsein innerhalb des Körpers, Herzens und Geistes beginnt.

Gerüche üben eine instinktive und starke Wirkung auf das Unterbewusstsein aus. Vielleicht liegt das daran, dass die Riechnerven nur kurze Vorstülpungen des Gehirns sind oder dass der Geruchssinn für unsere Vorfahren so wichtig war. Sie brauchten ihren Geruchssinn, um Nahrung zu finden und im Wald oder nachts im Dunkeln Freunde von Feinden zu unterscheiden. Ein guter Geruchssinn war ein Schutz, weil er auch als

Hinweisgeber diente, welche Nahrungsmittel essbar sein könnten, und einen warnte, wenn Essen verdorben war. Menschen haben zwar nicht gerade den besten Geruchssinn im Tierreich, aber wir sind immerhin in der Lage, zehntausend unterschiedliche Gerüche zu unterscheiden.

Was wir als „Geschmack" oder „Aroma" eines Lebensmittels bezeichnen, ist fast ausschließlich dessen *Geruch*. Unsere Zunge kann nur fünf Geschmacksrichtungen wahrnehmen: süß, salzig, sauer, bitter und Aminosäuren (ein eiweißartiger Geschmack). Konnten Sie schon einmal nichts riechen, weil Sie stark erkältet waren? Wenn Sie gerne essen, kann das sehr unangenehm sein. Wenn wir unser Essen nicht riechen können, haben wir den Eindruck, als hätte es fast keinen Geschmack. Ohne Geruch gehen die feinen Nuancen des Geschmacks ganz verloren. Nahrung wird zu etwas, das man zu sich nehmen muss, weil der Körper Brennstoff braucht. Sie könnten ebenso gut Geld und Zeit sparen und einfach Hundefutter essen. In einer solchen Phase, wenn Sie nichts riechen können, ist es interessant, darauf zu achten, was wir nur mit den fünf grundlegenden Geschmacksrichtungen, welche die Zunge unterscheiden kann, herausfinden können. Das einzige andere Merkmal, das man so wahrnehmen kann, ist die Konsistenz der verschiedenen Lebensmittel, weich oder knusprig. Nur fünf Geschmacksrichtungen und ein paar Konsistenzen reichen nicht aus, um unser Interesse zu wecken.

Händler sind sich des Nasenhungers bewusst und arbeiten damit, um Sie zu verlocken. Denken Sie an die Düfte einer Bäckerei, eines Cafés, einer Imbissbude oder eines Stands mit Zimtschnecken, der einen fast unwiderstehlichen Duft im ganzen Einkaufszentrum verströmt. Die richtigen Düfte bewegen uns dazu, mehr zu essen. Als Forscher Plastikschüsseln mit einem künstlichen Duft nach Zimt und Rosinen versetzten, aßen die Probanden mehr einfache Haferflocken als diejenigen, deren Schüsseln mit einem unpassenden Duft nach Spaghetti bolognese parfümiert waren.[5] Aufgrund einer Unverträglichkeit kann ich seit Jahren keine Schokolade mehr essen, aber wenn ich zum Beispiel Schokoladentrüffel serviere, nehme ich einen in die Hand, atme tief ein und genieße einfach das Aroma. Das ist fast so gut, wie ihn zu verspeisen.

ÜBUNG
Sich des Nasenhungers bewusst werden

Dies ist keine Übung, die Sie in feiner Gesellschaft durchführen sollten (es sei denn, Sie wollen Ihre feine Gesellschaft loswerden). Warten Sie, bis Sie alleine oder mit jemandem zusammen sind, dem Sie das erklären können.

1. Bevor Sie anfangen, eine Mahlzeit zu essen, riechen Sie am Essen. Beugen Sie sich nicht hinunter, um an Ihrem Essen zu schnüffeln, sondern heben Sie den Teller, die Schüssel oder die Speise an Ihre Nase und atmen Sie tief ein, wie ein Weinkenner. Tun Sie dies mehrere Male und versuchen Sie, so viele Geruchskomponenten wahrzunehmen, wie Sie können. Sie können sich vorstellen, man habe Sie aufgefordert, die Zutaten zu erraten oder eine Beschreibung des Aromas zu geben.
2. Während Sie essen, seien Sie sich weiterhin des Dufts (den wir auch Geschmack nennen) bewusst. Achten Sie beim Kauen darauf, ob der Geschmack beim Einatmen oder beim Ausatmen stärker ist oder ob er sich verändert.
3. Bleiben Sie nach dem Essen ein paar Minuten sitzen und achten Sie darauf, wie lange Sie das Essen noch schmecken. Wenn Sie beschließen würden, keinen weiteren Bissen zu essen, bis Sie das Essen, das Sie gerade heruntergeschluckt haben, nicht mehr schmecken könnten, wie lange könnte das dauern?

Nasenhunger stillen

Nasenhunger wird durch Duft gestillt. Wir fragten meinen Zen-Lehrer Maezumi Roshi einmal, warum wir viermal täglich Räucherstäbchen als Teil unserer Meditationen brennen lassen. Er antwortete sofort: „Weil es Nahrung für die Ahnen ist. Sie haben keinen Körper mehr. Unser Duft nährt sie." Mein wissenschaftlicher Geist war ein wenig verblüfft, doch mein praktischer Geist nahm diese Information in sich auf, und ich habe sie seitdem so oft wie möglich beim achtsamen Essen genutzt.

ÜBUNGEN

Sich mit Duft nähren

Dies ist eine schöne, subtile Meditation über Atem und Geruch. Werden Sie sich beim Atmen bewusst, wie sich der Geruch beim Ein- und Ausatmen verändert. Diese Veränderungen des Geruchs wahrzunehmen, ist eine feinere und schwierigere Meditation als das Wahrnehmen der Veränderungen, die andere Sinne erfassen, wie etwa Klang oder Berührung.

Vielleicht möchten Sie diese Übung zuerst in einer Umgebung durchführen, wo der Duft ziemlich deutlich ist. Es könnte ein Meditationsraum sein, in dem Räucherstäbchen brennen, oder ein Einkaufszentrum, das vom Duft nach Zimtschnecken durchflutet ist. Wenn Ihr Geruchssinn nicht gut ist, können Sie eine Meditation zu den Gerüchen im Gastronomiebereich eines Einkaufszentrums oder zu Hause, wenn jemand Essen kocht, versuchen.

Sobald Sie etwas Übung darin haben, deutliche Gerüche ständig wahrzunehmen, versuchen Sie die Meditation zum Geruch draußen, vorzugsweise abends oder nachts, wenn Sie nicht so sehr von visuellen Dingen abgelenkt sind.

Diese Übung ist ziemlich radikal. Stellen Sie sich vor, Sie wären in ein Reich des Daseins (vielleicht nach dem Tod) eingetreten, in dem Sie keinen Körper hätten, nur Sinneseindrücke und Gewahrsein. Sie werden nur von Duft genährt. „Ernähren" Sie sich, indem Sie etwas mit einem angenehmen Duft in eine kleine Schüssel oder Tasse geben, vielleicht einen Teelöffel Vanille- oder Mandelaroma oder ein Gewürz wie Muskat oder Zimt. Atmen Sie den Duft ein und stellen Sie sich so lebhaft wie möglich vor, dass er Sie nährt.

Was nehmen Sie wahr? Verändert sich irgendetwas in Ihrem Körper, Herzen oder Geist, während Sie den Duft einatmen?

Sie können es auch mit Räucherstäbchen, Blumen oder aromatischen Kräutern wie Lavendel versuchen. Auch können Sie am Kopf Ihres Babys schnüffeln oder nachts neben Ihrem Partner liegen und seinen Duft einatmen und spüren, wie er Sie nährt. Ich weiß noch, wie meine kleine Schwester früher auf der Heizung saß und unsere Katze im Arm hielt, wenn sie Kummer hatte. Sie beruhigte sich selbst, indem sie an ihrem Kopf schnüffelte. Sie sagte, er rieche nach Popcorn.

Mundhunger

Mundhunger ist das Verlangen des Mundes nach angenehmen Empfindungen. Was der Mund als angenehm empfindet, variiert von Mensch zu Mensch. Ich mag keine scharfen Saucen. Wenn ein Gericht feurig scharf ist, ist mein Mund so in Not, dass er nichts schmecken kann als SCHARF! Wenn ich Thai Shrimp Curry mit Mangos esse, könnten es ebenso gut kurzgebratene Erdklumpen sein, wenn es voller Chilis ist. Mein Mann dagegen liebt scharfe Saucen aller Art. Er sagt, das brennende Gefühl in seinem Mund betone das Aroma des Gerichts.

Was Ihr Mund als angenehm erlebt, hängt von Faktoren wie Genetik, Essgewohnheiten in Ihrer Herkunftsfamilie, kulturellen Traditionen und Konditionierung ab, das heißt der Assoziation bestimmter Speisen mit angenehmen oder unangenehmen Erfahrungen. Erdbeeren mit Sahne werden einen völlig unterschiedlichen Reiz für Sie haben, wenn Sie sie mit einem Liebhaber genossen haben, als wenn Sie sie bei Ihrer Oma essen mussten, nachdem Ihnen im Auto schlecht geworden war.

Ein Beispiel für den genetischen Faktor beim Mundhunger ist die Reaktion verschiedener Menschen auf Koriandergrün. Viele Menschen mögen dieses grüne Kraut, das in der mexikanischen oder asiatischen Küche Verwendung findet. Doch etwa zehn Prozent, größtenteils Menschen europäischer Herkunft, finden es abstoßend. Nach ihrem Empfinden schmeckt es nach Seife, ungewaschenen Haaren, verbranntem Gummi oder zerdrückten Insekten. Bei manchen Menschen genießt der Mund Koriandergrün, während bei anderen Menschen der Mund angewidert ist. Dies scheint ein erbliches Merkmal zu sein.

Ein weiteres Beispiel: Es gibt eine merkwürdige tropische Frucht namens Durian. Dabei handelt es sich um die stachelige Frucht des Zibetbaumes, die häufig auch als Stink- oder Käsefrucht bezeichnet wird. Der Geruch ist so stark, dass Menschen schon aus dem Bus verwiesen wurden, weil sie eine reife Durian dabei hatten. Manche Menschen sind in der Lage, sich über den Geruch hinwegzusetzen und den Geschmack wirklich zu genießen. Es gibt sogar Durian-Süchtige. Die Fähigkeit des Mundes, die Durianfrucht zu genießen, ist vielleicht ein genetisches Merkmal, ein erlerntes Verhalten oder beides.

Durch meine Auslandsreisen habe ich viel über kulturelle Unterschiede im Hinblick auf den Mundhunger gelernt. Als ich in Afrika lebte, war die Aufregung auf dem Lebensmittelmarkt groß, als eine gewisse saisonabhängige Delikatesse eintraf. Die Menschen drängten sich um kleine Haufen brauner, frittierter, nussartiger Objekte, kauften große Mengen davon und kosteten sie direkt aus der Hand, während sie von dem vielbeschäftigten Verkäufer weg schlenderten. Von ihrer Begeisterung angesteckt, drängte ich mich ebenfalls zu ihm durch und kaufte eine kleine Tüte voll. Als ich zu Hause war, stellte ich fest, dass ich ein halbes Pfund frittierter Termiten gekauft hatte! Ich aß eine und gab den Rest unserem zahmen Buschbaby, das sie mit großem Vergnügen verschlang. Ich fand es etwas eklig, frittierte Insekten zu essen, aber das Buschbaby und die Bantu genossen sie. Als die afrikanischen Dorfbewohner jedoch herausfanden, dass wir Langusten und Hummer aßen, waren sie der Ansicht, wir seien wahnsinnig. Menschen sollten so etwas nicht essen, sagten sie uns. Ob wir etwas als köstlich oder abstoßend ansehen, beruht zu einem großen Teil auf Konditionierung. Es hängt davon ab, was unsere Familie und unsere Kultur uns gelehrt hat, was gut zum Essen und zum Trinken sei.

Es gibt eine amerikanische Lebensmittelwerbung, die „eine Party im Mund" verspricht. Wie die Partys in der Jugend scheint eine Party im Mund aus einem knalligen, grellen Gefühl zu bestehen. In Amerika hat die Lebensmittelindustrie den Erlebnisfaktor von Lebensmitteln, vor allem bei Snacks, dadurch verstärkt, dass mehr Salz, Zucker, mehr Gewürze und mehr Fett – und sogar mehr saure Aromen – hinzugefügt werden. Dies ist ziemlich auffällig, wenn man ins Ausland reist. In Japan und Europa sind die Soft Drinks, Tees und Säfte nur etwa halb so süß wie vergleichbare amerikanische Getränke. Die Getränke sind tatsächlich erfrischend, statt nur ein unangenehm klebriges Gefühl im Mund zu hinterlassen. Zum Nachtisch serviert man in Japan etwas Leichtes, gewöhnlich frisches Obst.

In Japan steht beim Obstanbau der Geschmack an erster Stelle, nicht, wie im Westen, die Haltbarkeit wegen der maschinellen Ernte und der langen Transportwege. Obst wird in Japan gegessen, wenn es Saison hat und reif ist. Die feinen Geschmacksnuancen von Erdbeeren im Juni,

Melonen im Juli, Pfirsichen im August und Trauben im September sind eine neue Erfahrung für Amerikaner.

Menschen, die in der Stadt aufgewachsen sind, essen vielleicht nie frisch gepflücktes Obst und wissen gar nicht, wie es sich anfühlen oder schmecken sollte. Die Frau, der der Obststand in der Nähe unseres Hauses gehört, erzählte uns, dass sie erstaunt gewesen sei zu sehen, wie junge Leute weiche, reife Pfirsiche angewidert weggelegt hätten. Lieber nahmen sie harte, „grüne" Pfirsiche, obwohl sie ihnen sagte, sie seien noch nicht reif. Verblüfft sah sie, wie die Leute in einen harten Pfirsich bissen, als sie den Laden verließen. Offenbar ist diese Generation damit aufgewachsen, grüne, geschmacklose, jedoch sehr haltbare Pfirsiche aus dem Supermarkt zu essen. Diese jungen Leute werden konditioniert, weiches, saftiges, am Baum gereiftes Obst nicht zu mögen.

Japanisches Essen hat nicht nur weniger Zucker, sondern auch viel weniger Fett, als wir es gewohnt sind. In Japan hat man nach dem Essen nie fettige Lippen. Tierisches Fett empfanden die frischen Fisch gewohnten Japaner anfangs als ungenießbar, und früher wurden Leute aus dem Westen mit einem geringschätzigen Namen bezeichnet, der „stinkt wie Butter" bedeutete. Traditionelles japanisches Essen enthält so wenig Fett, dass man kein Spülmittel braucht. Man kann das Geschirr mit klarem Wasser spülen. Mein erster Zen-Lehrer erlaubte uns nicht, sein Geschirr mit Spülmittel abzuwaschen, weil er, auch wenn wir es gut abspülten, immer noch die Seifenrückstände in seinem Essen schmecken konnte.

Eine Kursteilnehmerin, die in Philadelphia aufgewachsen war, erzählte mir, sie habe als Kind keine Kirschen gemocht. Als sie älter wurde und zum ersten Mal frische Kirschen probierte, war sie überrascht. „Warte mal", dachte sie, „ich mag die ja! Das können keine Kirschen sein." Plötzlich wurde ihr klar, dass sie bloß kein künstliches Kirscharoma mochte. Echte Kirschen schmeckten ihr dagegen gut. Es wächst eine Generation heran, die glaubt, die diversen „Fruchtaromen" von Weingummi und Kool-Aid-Getränkepulver (ein Konzentrat, das in den Vereinigten Staaten seit den 1920er-Jahren Kultstatus genießt) entsprächen dem wahren Geschmack von Heidelbeeren, Trauben, Äpfeln, Wassermelonen und Kirschen. Ich frage mich, ob einst eine Zeit kommen wird, in der echtes

Obst uns nicht mehr zufrieden stellen kann und in der nur noch ihr süßer Ersatz akzeptiert werden wird.

Was der Mund verlangt, beruht teilweise auf Konditionierung. Der Mund kann lernen, Durian, Termiten, künstliches Kirscharoma und mehr oder weniger Zucker in Obstsaft zu mögen.

Um wirklich „eine Party im Mund" zu erleben, brauchen wir keine stärkeren Aromen, sondern Gewahrsein. Um den Hunger des Mundes nach Empfindungen zu befriedigen, reicht es nicht aus, uns Essen in den Mund zu schieben, es zu kauen und herunterzuschlucken. *Wenn wir beim Essen Befriedigung erleben wollen, muss der Geist dessen gewahr sein, was im Mund geschieht. Mit anderen Worten, wenn Sie eine Party im Mund erleben wollen, muss der Geist dazu ebenso eingeladen werden.*

Stellen Sie sich vor, Sie haben sich gerade hingesetzt, um einen Teller Pasta mit Ihrer Lieblingssauce zu genießen. Der erste Bissen schmeckt so köstlich! Der zweite ebenso. Sie machen eine Bemerkung darüber, wie die Sauce gewürzt ist, und beginnen dann eine Unterhaltung mit Ihrem Freund über die besten Restaurants, in denen Sie je gewesen sind, und die besten Pastagerichte, die Sie je gegessen haben. Auf einmal blicken Sie hinunter und sehen, dass der Teller leer ist! Was ist nur mit der wunderbaren Pasta geschehen? Nach den ersten paar Bissen haben Sie sie nicht mehr geschmeckt, weil Sie mit der Unterhaltung beschäftigt waren. Statt das Essen wahrzunehmen, das in diesem Moment vor Ihnen war, diesen Bissen, haben Sie in Erinnerungen an längst vergangenes Essen geschwelgt. Der Hunger des Mundes ist nicht gestillt worden. Der Mund verlangt nach einer zweiten Portion. Er ist immer noch hungrig. Falls Sie sich unterhalten oder fernsehen, während Sie diese zweite Portion essen, kann es sein, dass Sie sich hinterher wieder vage unbefriedigt fühlen und eine dritte Portion brauchen.

Das ist achtloses Essen. Wir tun dies alle. Wir können alle lernen, es zu ändern. Auch eine kleine Veränderung, ein paar Minuten achtsamen Essens jeden Tag, kann eine Veränderung einleiten, die uns zu einer anderen Art, die Welt um uns und in uns zu erleben, führen wird.

Wenn wir noch eine dritte Portion essen, stöhnt der Magen. Doch der Mund verlangt vielleicht nach mehr Empfindungen, nach mehr Essen. Falls Sie dagegen in der Lage waren, still und ohne Ablenkungen zu essen, und Ihren Geist dabei „im Mund" hatten, ist eine Portion vielleicht schon genug gewesen. Der Schlüssel zur Befriedigung des Mundhungers liegt darin, bei der Party im Mund gegenwärtig zu sein. Das bedeutet, den Geist auf den Mund zu konzentrieren und unser Gewahrsein für alle Konsistenzen, Bewegungen, Düfte, Geräusche und Geschmacksempfindungen beim Essen und Trinken zu öffnen.

ÜBUNGEN

Sich des Mundhungers bewusst werden

Achten Sie im Lauf des Tages auf den Mundhunger. Wie signalisiert Ihnen der Mund: „Bitte schieb etwas hier rein"? Wie fühlt sich Mundhunger an? Versuchen Sie, den Mund zu fragen, was er will und warum. Will er etwas Salziges, Süßes, Saures, Knuspriges oder Cremiges?

Wenn das Essen vor Ihnen liegt, halten Sie inne, bevor Sie essen. Betrachten Sie die Speisen und werden Sie sich des Verlangens des Mundes nach Essen bewusst. Schätzen Sie den Mundhunger auf einer Skala von null (kein Mundhunger) bis zehn (mein Mund würde jetzt alles essen, was man ihm vorsetzte) ein.
Halten Sie während des Essens alle fünf Minuten inne, um den Mundhunger einzuschätzen. Verändert er sich?
Hinweis: Es ist leichter, den Mundhunger einzuschätzen, wenn Sie beim Essen nichts anderes tun, etwa sich unterhalten, lesen oder fernsehen.

Wenn Sie den Eindruck haben, dass Ihr Mund hungrig ist, richten Sie den Blick nach innen, um zu sehen, ob der Mund vielleicht durstig statt hungrig ist. Selbst wenn Ihr Mund sagt, er sei hungrig, können Sie versuchen, etwas Wasser, Saft oder Tee zu trinken und zu sehen, ob sich die Stärke des Mundhungers ändert. Wenn Sie trinken, versuchen Sie, die Flüssigkeit eine Weile im Mund zu behalten und auszukosten, bevor Sie sie hinunterschlucken.
Mit anderen Worten, schütten Sie die Flüssigkeit nicht einfach in sich hinein. Sie können sie ruhig in Ihrem Mund hin- und herfließen lassen, wie beim Zähneputzen, falls Ihnen das hilft, jeden Schluck im Mund zu behalten und zu schmecken.

Mundhunger stillen

Mundhunger wird durch Empfindungen gestillt. Der Mund ist ein Empfindungsjunkie, ein Organ reiner Begierde. Wir wurden mit einem Mund geboren, der nach Essen giert. Ohne ihn wären wir gestorben. Der Mund verlangt nach Vielfalt, Vielfalt in Geschmack und Konsistenz. Wenn wir das, was im Mund geschieht, nicht wahrnehmen, fühlt sich der Mund benachteiligt und überredet die Hand, ihn immer weiter zu füttern.

Der Mund langweilt sich leicht. Er tut sich schwer, sich wirklich auf die Empfindungen zu konzentrieren, wenn wir kauen und die Intensität des Geschmacks nachzulassen beginnt und die Konsistenz breiig wird. Ein Mund, der sich langweilt, verlangt nach einem weiteren Bissen. Wenn wir Bissen für Bissen in uns hineinschaufeln und die vom Magen gesendeten Sättigungssignale ignorieren, nehmen wir mehr Essen zu uns, als unser Körper braucht.

Wenn sich unser Mund daran gewöhnt, dauernd stimuliert zu werden, wird er sich nicht damit zufrieden geben, leer zu sein. Wir fangen an, ständig eine Kleinigkeit zu uns zu nehmen und uns während der ganzen Zeit, in der wir wach sind, etwas zu essen und zu trinken in den Mund zu schieben. Bei diesem achtlosen Essen nehmen wir vielleicht noch wahr, wie wir anfangen, den ersten Bissen zu kauen. Dann schaufeln wir nur noch eine Gabel mit Essen hinein, bevor wir überhaupt den ersten Bissen heruntergeschluckt haben. Wir blicken hinunter und stellen überrascht fest, dass das Essen verschwunden ist, ohne dass wir das überhaupt „gesehen" haben. Beim achtsamen Essen dagegen nehmen wir die ständigen Veränderungen im Mund, welche die Vielfalt des Essens ausmachen, wahr. Selbst wenn wir etwas Einfaches essen, beispielsweise Haferflocken mit Milch oder ein paar Kartoffelchips in einer Schale, wird das alltäglichste Geschehen zu einer sehr interessanten Party, wenn die Ehrengäste, Gewahrsein und Neugier, eintreffen.

Mundhunger stillen

Untersuchen Sie, welche Rolle die Konsistenz beim Stillen des Mundhungers spielt. Probieren Sie aus, dasselbe Lebensmittel püriert oder als Ganzes zu essen. Sie können zum Beispiel 100 Milliliter ungesüßtes Apfelmus und einen ganzen, rohen Apfel essen und beides miteinander vergleichen. Beides hat gleich viele Kalorien. Welches ist befriedigender?

Probieren Sie aus, einen ganz normalen Kartoffelchip und einen anderen, den sie in Wasser getunkt haben, zu essen. Welcher ist befriedigender?

Kauen kann auch eine wichtige Rolle beim Befriedigen des Mundhungers spielen. Fangen Sie an, indem Sie Ihren Mundhunger auf einer Skala von null (überhaupt nicht hungrig) bis zehn (halb verhungert) einschätzen. Essen Sie dann ein paar Bissen, wobei Sie jeden mindestens fünfzehn oder zwanzig Mal kauen. Falls Sie Ihr Essen normalerweise nicht gut kauen, werden Sie sich etwas mehr Zeit nehmen müssen. Schätzen Sie den Hunger jetzt noch einmal ein. Was stellen Sie fest?

Es gibt eine wunderbare Meditation nur zur Zunge. Ich beschreibe sie hier nicht, aber Sie finden Sie auf dem letzten Track der Audio-CD zu diesem Buch.

Magenhunger

Welche Signale sendet Ihr Magen an Sie, wenn er hungrig ist? Für manche Menschen ist Hunger ein Gefühl der Leere im Bauch, einer Leere, die danach verlangt, gefüllt zu werden. Andere haben eher das Gefühl, ihr Magen ziehe sich zusammen, als versuche er, Nahrung, die gar nicht da ist, zu zermahlen. Die glatten Muskeln unseres Magens ziehen sich tatsächlich wellenförmig zusammen und entspannen sich wieder, was man als Peristaltik bezeichnet. Die meisten Menschen empfinden dieses Gefühl nicht als angenehm.

Vom Standpunkt der Evolution her betrachtet, ist es gut, dass wir einen „knurrenden Magen" als unangenehm empfinden. Wenn es nicht so wäre, würden wir vielleicht verhungern. Weil dieses Gefühl unangenehm ist, spüren wir den quälenden Drang, etwas zu tun, um es zu lindern. Oft wird Hunger als nagendes Gefühl bezeichnet, als ob ein Tier an unseren Eingeweiden knabberte. Er knurrt und beschwert sich, bis wir etwas zu essen diesen Tunnel hinunterwerfen, um ihn zu beschwichtigen.

Allerdings ist die Vorstellung, dass der Magen uns sagt, wann wir ihm Nahrung zuführen müssen, nicht zutreffend. Tatsächlich sagen wir dem Magen, wann er Hunger haben soll. Dies geschieht durch unsere Essgewohnheiten. Wenn wir drei Mahlzeiten am Tag zu regelmäßigen Uhrzeiten essen, wird der Magen darauf konditioniert, zu diesen Zeiten Nahrung zu erwarten, und knurrt, wenn wir ihn nicht nach dem von uns festgelegten Plan füttern. Bei Reisen in eine andere Zeitzone lernt der Magen, zu einer neuen Zeit zu knurren. Menschen, die nie frühstücken, haben frühmorgens keinen knurrenden Magen, Menschen, die regelmäßig frühstücken, aber schon.

Wenn Sie länger als drei Tage fasten, verschwindet der nagende Hunger und das Magenknurren. Der Bauch fühlt sich flach, ruhig und angenehm an. Daran erkennen wir, dass Magenhunger kein permanenter, stabiler Begleiter unseres Lebens ist, einer, dessen Drängen wir stets gehorchen müssten. Dagegen ist unser Körperhunger grundlegender, und es ist wichtig zu lernen, ihn wahrzunehmen.

Allerdings geraten wir auch in Schwierigkeiten, wenn wir das Gefühl von Hunger ignorieren. Wir müssen einen mittleren Weg finden. Das heißt, wir müssen uns der Hungersignale im ganzen Körper bewusst werden, nicht bloß der Hungersignale eines leeren Magens, der jeden Tag um dieselbe Zeit nach Nahrung verlangt. Es bedeutet auch, dass wir nicht aus der Fassung geraten müssen, wenn unser Magen knurrt, wir jedoch nicht sofort essen können oder wir weniger essen müssen. Außerdem heißt es, dass wir unseren Körper nicht ignorieren sollten, wenn er uns mitteilt, dass er hochwertigen Brennstoff braucht.

Das klingt kompliziert, doch wenn wir uns von Achtsamkeit leiten lassen, ist es das nicht. Es geht darum zu lernen, mit dem inneren Ohr auf den Körper zu „hören".

Im Hinblick auf die Signale des Magenhungers gibt es zwei Punkte, wo möglicherweise Verwirrung entstehen kann. Gastroösophagealer Reflux (GER) ist die medizinische Bezeichnung für das, was die meisten Leute Sodbrennen nennen. Es ist eine Störung, bei der Magensäure in die Speiseröhre hinaufsteigt und diese reizt. Sie kann auftreten, wenn wir direkt nach einer Mahlzeit Druck auf den Magen ausüben oder uns auf den Kopf stellen. (Versuchen Sie nach dem Essen keine Sit-ups oder einen Kopfstand.) Auch bestimmte Lebensmittel können Schmerz von der Speiseröhre hervorrufen, vor allem gewürztes Essen oder Koffein. Wenn Menschen Symptome von GER haben, diese aber irrtümlicherweise für Hunger halten, essen sie vielleicht mehr in dem Glauben, das werde den Schmerz lindern. Es kann aber genau die gegenteilige Wirkung haben, weil verstärkt Magensäure freigesetzt wird und der Reflux durch den Gegendruck des überfüllten Magens stärker wird, so dass sich die Symptome verschlimmern. Ein Teufelskreis beginnt: Unwohlsein, essen, stärkeres Unwohlsein, mehr essen.

Ebenso können Sorgen zu Verwirrungen führen, weil sich unser Magen dann oft zusammenzieht oder knurrt. Wenn wir Sorgen fälschlicherweise als Magenhunger deuten, essen wir in dem Versuch, das knurrende, nagende Gefühl loszuwerden. Doch leider führt Essen dann nicht zum Erfolg. Ja, es kann sogar einen weiteren Teufelskreis auslösen: Wenn wir uns wegen irgendetwas Sorgen machen, signalisiert unser Magen Bedrückung, die wir mit Hunger verwechseln, was uns dazu bewegt zu essen. Danach sorgen wir uns wiederum, weil wir so viel gegessen haben, was wir eigentlich gar nicht brauchten, und unser Magen macht noch mehr Beschwerden. Wir essen wieder in dem Glauben, das werde helfen, doch dies gibt dem Schuldgefühl und der Scham nur neue Nahrung und steigert unser emotionales Unbehagen, und so setzt sich der Kreislauf unnötigen Leids fort.

Ich selbst befinde mich mitten in diesem Kreislauf, wenn ich hart arbeite, um einen Abgabetermin einzuhalten. Meine innere Unruhe lässt mich nach Snacks greifen, die ich achtlos in mich hineinstopfe, weil ich zu beschäftigt zu sein glaube, um mir eine richtige Pause zu gönnen. Ich schmecke die Snacks gar nicht, weil die Arbeit mich ablenkt, also ist mein Magen am Ende voller Junk Food und mein Kopf wird ganz benommen. Das alles macht mich noch angespannter, was wiederum stärkere Magensymptome hervorruft. Ich esse noch mehr.

Eine Heilung ist nur möglich, wenn ich mich hinsetze und sorgfältig auf mich achte. Ich schätze den Hunger in den Augen, dem Mund und dem Magen ein. Ich erkenne an, dass mein Magen mir hilft, indem er meine Sorge zum Ausdruck bringt. Ich danke ihm für seine Botschaften und verspreche, mich um meine wirklichen Bedürfnisse zu kümmern. Ich lege meine Füße einen Augenblick hoch (und wenn es nur im Geiste ist) und trinke langsam eine Tasse Tee oder schäle eine Apfelsine und esse sie langsam, Bissen für Bissen. Ich halte ein kleines Nickerchen oder gehe ein paar Minuten draußen spazieren und weide meine Augen an den vielen Grüntönen.

Von der kurzen Pause erfrischt, kehre ich zurück und habe den Kreislauf durchbrochen, Sorgen und andere unangenehme Gefühle im Geist dadurch behandeln zu wollen, dass ich meinen armen Magen mit Essen fülle.

In unseren Workshops über Achtsamkeit beim Essen haben wir festgestellt, dass viele Menschen ihren Magenhunger überhaupt nicht wahrnehmen. Sie haben keine Ahnung, wie sie die Empfindungen ihres Magens einschätzen sollen, und können nicht deuten, ob ihr Magen voll, halbvoll oder leer ist. Für viele ist es eine wahre Offenbarung, festzustellen, dass sie auf ihren Magen „hören" und nach seinen Informationen handeln können. Wenn uns dies gelingt, stellen wir sehr häufig fest, dass wir gerade Essen in einen Magen stopfen wollen, der eigentlich aber gar nicht hungrig ist, einen Magen, der uns bittet, eine Weile zu warten und in ein paar Stunden noch einmal nachzufragen, ob er Hunger hat. Es ist ein gutes Gefühl, wenn wir anfangen, in Harmonie mit unserem Körper zu leben und von seiner Weisheit zu lernen.

Wissenschaftler auf dem Gebiet der Medizin stimmen schon seit einer Weile darin überein, dass das Verdauungssystem reich an Nerven ist, so reich, dass sie von einem „zweiten Gehirn" im Bauch sprechen. Die Japaner wissen das schon lange. Sie haben einen Ausdruck – *haragei* –, der „Magenweisheit" bedeutet. Beim achtsamen Essen lernen wir, auf die Intelligenz unseres Bauchs zu achten.

Sich des Magenhungers bewusst werden

Achten Sie im Lauf des Tages auf die Empfindungen im „Magen". Wie signalisiert Ihnen der „Magen", dass er „hungrig" ist?

- Achten Sie auf Geräusche, innere Empfindungen von Druck oder Bewegung, Wärme oder Kühle und so weiter, die Hunger signalisieren.
- Wenn Sie essen, an welchen Gefühlen erkennen Sie, dass der Magen leer ist? Angenehm voll? Übervoll?
- Gibt es andere Situationen außer Hunger, die im Magen Unbehagen auslösen? Was glauben Sie, was dann geschieht?
- Wann signalisiert der Magen Hunger? Zu vorhersehbaren Zeiten? Wann am Tag signalisiert er es am stärksten: vor dem Frühstück, mittags, nachmittags, vor dem Abendessen oder zur Schlafenszeit?

Wenn Sie sich hungrig fühlen, zögern Sie das Essen eine Weile hinaus. Eine kleine Weile kann bereits wertvolle Informationen enthalten. Seien Sie sich einfach des Gefühls bewusst, das Sie „Hunger" nennen. Nehmen Sie körperliche Empfindungen, Gefühle und Gedanken wahr. Fällt es Ihnen schwer oder leicht, Hunger zu spüren und das Essen absichtlich hinauszuzögern?

Magenhunger stillen

Wie lässt sich Magenhunger stillen? Durch die richtige Menge und Art von Nahrung. Wenn Sie Ihr Bewusstsein öffnen, um zu ermitteln, wann Ihr Magen sich am wohlsten fühlt, was stellen Sie fest? Ich stelle fest, dass mein Magen gerne arbeitet. Jedoch mag er das Gefühl nicht, sehr voll zu sein. Der Magen kann nicht gut arbeiten, wenn er überfüllt ist. Zwar genießt es mein Mund vielleicht oft, voll zu sein, aber mein Magen ist anderer Ansicht. Er ist gerne angenehm voll, etwa zu zwei Dritteln. Auch ist er gerne leer und ruht sich aus.

Den Magenhunger im Verlauf einer Mahlzeit wahrnehmen

> Wenn Sie sich zum Essen hinsetzen, nehmen Sie sich ein paar Sekunden Zeit,
> um Ihren Magenhunger auf einer Skala von null bis zehn einzuschätzen, wobei
> null „nicht hungrig" und zehn „am Verhungern" entspricht.
> Nachdem Sie die Hälfte gegessen haben, halten Sie inne und nehmen Sie sich
> ein paar Minuten Zeit, um nochmals den Magenhunger einzuschätzen.
> Nach dem Essen schätzen Sie den Magenhunger wieder ein. Um den Magen-
> hunger zu stillen, müssen wir dem Magen gerade genug Nahrung geben, ihn
> seine Arbeit tun und dann ausruhen lassen. Beim Essen sollten wir regelmäßig
> innehalten, um zu spüren, wann der Magen angenehm gefüllt ist.

Zellhunger

Als Säuglinge waren wir auf die Signale unseres Körpers eingestellt,
die uns sagten, wann wir essen und wann wir damit aufhören sollten.
Vor die Wahl gestellt, hatten wir ein instinktives Bewusstsein dafür,
welche und wie viel Nahrung unser Körper brauchte. Als wir älter
wurden, verlor sich diese Weisheit in einer verwirrenden Menge an
inneren und äußeren Stimmen, die uns sagten, wie wir essen sollten.
Wir erhielten widersprüchliche Botschaften von unseren Eltern, unseren Freunden, aus der Werbung und von Gesundheitskursen, wissenschaftlicher Forschung, Diätberatern, Filmen und all den Spiegeln,
denen wir begegnen. Diese Botschaften erzeugten einen Wirrwarr
von Wünschen, Impulsen und Abneigungen, der es uns unmöglich
machte, einfach zu essen und gerade genug zu essen. Um zu einer
gesunden, ausgewogenen Beziehung zum Essen zurückzukehren, ist
es unabdingbar, dass wir lernen, unsere Wahrnehmung nach innen
zu wenden und wieder zu hören, was unser Körper uns fortwährend
über seine Bedürfnisse und seine Befriedigung sagt. Lernen, auf den
Zellhunger zu hören, ist eine der grundlegenden Fähigkeiten, um
achtsam zu essen.

Eines der eindrucksvollsten Beispiele für Zellhunger erlebte ich bei einem Baby. Ich war eine nervöse pädiatrische Assistenzärztin in meiner ersten Stelle, der Notaufnahme der Universitätsklinik in San Diego. In einer heißen Sommernacht kam ein junges Paar mit ihrem einjährigen Kind. Sie waren mehrere Stunden bei 38 °C Hitze in einem Auto ohne Klimaanlage durch die Wüste gefahren. Am Abend war ihnen aufgefallen, dass mit seinem Baby etwas nicht stimmte. Es war so schwach und schlapp geworden, dass es sich nicht mehr aufsetzen konnte. Eine derartige Geschichte lässt bei einer jungen Ärztin viele Alarmglocken klingeln. Im Geiste erscheinen die Gespenster seltener, lebensbedrohlicher Krankheiten wie Meningitis, Polio und Botulismus.

Doch als ich den kleinen Jungen untersuchte, war ich beruhigt. Er war aufmerksam, lächelte mich an, und die neurologische Untersuchung schloss eine Lähmung oder Infektion des Gehirns aus. Sein Mund und seine Windel waren nass, er war also nicht ausgetrocknet. Ihm schien einfach die Energie zu fehlen, sich aufzusetzen oder zu krabbeln. Ich fragte die junge Eltern, was er gegessen und getrunken habe. Wegen der Hitze hatte er das Essen eingestellt. Aus Sorge, er könne von verunreinigtem Wasser Durchfall bekommen, hatten seine Eltern ihm nur destilliertes Wasser zu trinken gegeben – sehr viel davon. Mir wurde plötzlich klar, dass dieses Baby vielleicht einfach an Salzmangel litt.

Statt teure und schmerzhafte Blutuntersuchungen durchzuführen, rannte ich zur Cafeteria und kam mit einer Tüte Kartoffelchips zurück. Als ich sie öffnete und dem Jungen hinhielt, setzte er sich auf, schnappte sich die Chips und fing zu essen an. Seine Eltern staunten über dieses plötzliche Wiedererwachen der Lebenskräfte! Ich erklärte ihnen, dass ihr Sohn in der Hitze stark geschwitzt und während der Autofahrt Salz und Wasser verloren habe. Das destillierte Wasser, das er in sich hineinschüttete, hatte nur das Wasser, aber nicht das Salz ersetzt. Er hatte seine Zellen nach Natriumchlorid (Salz) schreien „gehört", und sobald er es sah, reagierte er.

Der Körper hat seine eigene Weisheit. Er kann uns viel darüber sagen, was er braucht, wenn wir in der Lage sind, ihm zuzuhören. Leider werden wir, wenn wir älter werden, oft taub für das, was unser Körper uns sagt. Beispielsweise erleiden Menschen, die bei heißem Wetter arbeiten und schwitzen, häufig einen Hitzschlag durch Verlust von Körpersalzen. Ärzte müssten ihnen sagen, dass sie Salztabletten nehmen sollen. Andere Menschen hingegen müssen aufpassen, nicht zu viel Salz zu sich zu nehmen.

Wie können wir lernen, den Ruf unserer Zellen nach bestimmten Nährstoffen zu hören? Unser Körper kann Hunger durch verschiedene Symptome signalisieren, etwa Kopfschmerzen, Schwindel, Reizbarkeit, Benommenheit oder einen plötzlichen Energieverlust – „Schlappmachen". Ein Diabetiker muss den Unterschied zwischen der Botschaft seines Körpers „zu viel Zucker – gib mir mehr Insulin" und dem Gegenteil „Unterzucker – gib mir schnell Zucker" lernen.

Man würde denken, wenn jemand fastet, müssten die Signale seiner hungrigen Zellen übermächtig werden. Doch merkwürdigerweise halten Hungersignale wie Schwäche oder Benommenheit nur ein paar Tage an, wenn man fastet. Danach sagen Leute oft, dass sie sich energiegeladen fühlen! Vielleicht sagt ihr Körper: „Danke, dass du mit dem ganzen Junk Food aufgehört hast. Ich brauchte eine Ruhepause."

An meinem fünfzigsten Geburtstag erlebte ich Zellhunger auf dramatische Weise. Ich musste mich einer Unterleibsoperation unterziehen. Schon vor der Operation war ich ziemlich anämisch gewesen und verlor im Laufe der Prozedur noch mehr Blut. Als ich aufwachte, überkam mich ein unbändiges Verlangen nach gegrillten Spare Ribs! Das amüsierte meine Freunde sehr, denn ich war seit Jahren Vegetarierin. Mein Körper sagte laut und klar: „Ich brauche Eisen, um neue rote Blutkörperchen bilden zu können! Vergiss den mickrigen Spinat, ich brauche rotes Fleisch!" Dringender Zellhunger kann sich über persönliche Gewohnheiten und Vorlieben hinwegsetzen.

Das Pica-Syndrom ist eine medizinische Störung, die mit dem Zellhunger zusammenhängt. Menschen mit Pica-Syndrom essen Dinge, die keine Lebensmittel sind, wie Erde, Schnüre, Farbe oder Holz. Eine Form des Pica-Syndroms tritt bei schwangeren Frauen auf, die einen Heißhunger auf Lehm entwickeln. In den Südstaaten der USA gibt es Erdwälle, zu denen arme, schwangere Frauen manchmal gehen, um Lehm zum Essen auszugraben. Eine Analyse der bevorzugten Lehmsorte ergab einen hohen Eisengehalt. Eine Schwangere, in der sich der Körper und das Blut ihres wachsenden Fötus entwickelt, hat einen erhöhten Eisenbedarf. Wenn sie eine für die Schwangerschaft zusammengestellte Vitaminmischung mit zusätzlichem Eisen bekommt, verschwindet das Pica-Syndrom.

Jahreszeitliche Schwankungen des Zellhungers

Im Herbst werden Sie sich vielleicht der jahreszeitlichen Schwankungen des Zellhungers bewusst. Wenn die Temperatur sinkt, beginnt der Körper nach mehr Nahrung zu verlangen. Bis vor kurzem, als die Menschen noch nicht in gut geheizten Häusern lebten, war es überlebenswichtig, dieses Verlangen wahrzunehmen und darauf zu reagieren. Wir brauchten eine Schicht isolierendes Fett, um unsere inneren Organe warm zu halten. Wir brauchten mehr Kalorien für die Arbeit, den inneren Ofen am Laufen zu halten. Beim Zittern verbrennt man zusätzlich Energie. Im Norden konnte man in einer kalten Höhle festsitzen, bis der Schnee vom Eingang wegschmolz, während die Vorräte an Nahrung allmählich dahinschwanden. Im Herbst mehr zu essen, solange es noch genug gab, war eine äußerst kluge Gewohnheit. Heutzutage, da wir in warmen Häusern wohnen und bequem in geheizten Autos zum Supermarkt fahren, wenn uns der Heißhunger nach Karamelleis überkommt, ist es vielleicht nicht so klug, Kalorien für den Winter anzusammeln.

Wie können wir diese alten „Überlebensprogramme" überwinden? Achtsamkeit hilft uns, uns ihrer bewusst zu werden. Wir können die kleine Stimme im Innern rufen hören: „Füttere mich. Mir ist kalt!" Vielleicht nehmen wir sogar die Anspannung ihrer uralten Angst vor dem Verhungern oder Erfrieren wahr. Wir können innehalten, um diese Stimme anzuerkennen, und uns darüber klar werden, was genügen könnte, um diese Stimme zu beschwichtigen.

Wenn wir gerade zwei Stunden lang bei minus 18 °C unsere Einfahrt gefegt haben, ist es vielleicht angemessen, diese innere Stimme mit zwei Sandwiches, ein paar Plätzchen und einem großen Becher heißen Kakao mit einem Marshmallow oben drauf zu füttern. Wenn wir dagegen der Hausbesitzer mittleren Alters sind, der bloß durch seine Doppelglasfenster zugesehen hat, wie die Räumungsfahrzeuge arbeiten, könnten wir dieser Stimme eine beruhigende Tasse Tee anbieten, die wir ganz langsam trinken. Die Stimme könnte sich auch durch eine heiße Dusche oder eine Tasse Suppe vor einem warmen, knisternden Kaminfeuer besänftigen lassen. Es gibt viele Möglichkeiten, nett zu uns selbst zu sein.

Durch Achtsamkeit können wir lernen, Zellhunger besser wahrzunehmen und das, was der Körper wirklich braucht, von dem zu unterscheiden, wonach unser Geist verlangt. Wenn wir innehalten und sorgfältig und oft genug in uns hineinhören, gelingt es uns irgendwann vielleicht, wie manche Tiere ein Lebensmittel zu schmecken und zu „wissen", dass es das ist, was wir brauchen. Wir würden eine Banane essen, wenn unsere Zellen nach mehr Kalium verlangten, Möhren, wenn wir Beta-Carotin bräuchten, Eier oder Fleisch, wenn wir Protein oder Eisen benötigten, Orangen oder Grapefruit, wenn unsere Zellen nach Vitamin C verlangten, Schokolade, wenn wir Magnesium bräuchten, oder Leinsamen oder Fisch, wenn unser Körper Omega-3-Fette benötigte. Auch wäre uns der Unterschied zwischen Hunger und Durst klar.

Auf ganz einfache Weise können wir üben, zu hören, was unser Körper sagt. Wir können vor dem Essen eine kleine Pause einlegen, unsere Aufmerksamkeit nach innen richten und den Körper fragen, was er braucht, um seine Arbeit zu tun.

Achtsamkeit für Zellhunger entwickeln

- Setzen Sie sich ruhig hin, schließen Sie die Augen und werden Sie sich des ganzen Körpers bewusst. Können Sie unterscheiden, ob die Körperzellen hungrig oder zufrieden sind?
- Wenn sie hungrig sind, worauf haben sie Hunger? Auf Flüssiges oder Festes? Gemüse? Wurzel- oder Blattgemüse? Obst? Zitrusfrüchte oder nicht? Salz? Stärke? Eiweiß? Das ist anfangs nicht leicht zu unterscheiden. Vielleicht ist es leichter, die Signale der Körperzellen wahrzunehmen, wenn Sie dies vor dem Essen ausprobieren. Setzen Sie sich ein paar Minuten lang mit geschlossenen Augen hin und versuchen Sie zu verstehen, was der Körper wirklich möchte.

Wenn Sie eine Mahlzeit zur Hälfte gegessen haben, halten Sie inne, schließen Sie die Augen und versuchen Sie zu spüren, ob der Körper selbst jetzt hungrig ist. Wenn ja, worauf? Am Ende der Mahlzeit halten Sie wieder inne, schließen die Augen und fragen noch einmal.

Manchmal ist das, was wir als Hunger deuten, in Wirklichkeit Durst der Körperzellen. Bevor Sie einen Snack essen, probieren Sie aus, statt dessen etwas zu trinken, Saft oder ein heißes Getränk. Trinken Sie langsam und nehmen Sie die Temperatur und den Geschmack wahr. Dann richten Sie Ihre Aufmerksamkeit nach innen und prüfen, ob sich Ihr Hunger geändert hat. Ist er weniger oder mehr geworden oder verlangt er jetzt nach anderen Lebensmitteln als zuvor?

Zellhunger stillen

Zellhunger kann durch die Grundelemente befriedigt werden. Diese umfassen Wasser, Salz, Eiweiß, Fett, Kohlehydrate, Mineralien, Vitamine und Spurenelemente wie Eisen oder Zink. Wir viel beschäftigte, laute, abgelenkte Menschen sind nicht sehr gut auf die Empfindungen im Körper, die das Bedürfnis nach einem bestimmten Nährstoff signalisieren, eingestellt. Manchmal wird eine klare Aufforderung an uns herangetragen: Zitrusfrüchte! Wasser! Tomatensuppe! Diese Aufforderungen dringen oft nur dann zu uns durch, wenn wir krank sind und der Körper darauf besteht, dass wir darauf Acht geben, was wir in ihn hineinstecken.

ÜBUNGEN

Den Körper fragen, was er braucht

Das nächste Mal, wenn Sie krank sind, fragen Sie den Körper, was er braucht. Sie können im Geiste Ihren Kühlschrank oder Ihre Regale durchgehen und sagen: „Körper, bitte sag mir, was du brauchst."

Probieren Sie Folgendes im Supermarkt aus; wichtig ist jedoch, dass Sie nicht dort hingehen, wenn Sie sehr hungrig sind. Gehen Sie durch die Gänge, sehen Sie sich all die verschiedenen Arten von Lebensmitteln an und sagen Sie zu Ihrem Körper: „Sag mir, was du brauchst." Stellen Sie die Frage ganz entspannt und sehen Sie, welche Informationen Sie bekommen.

Geistiger Hunger

Geistiger Hunger beruht auf Gedanken.

„Ich sollte mehr Eiweiß zu mir nehmen."
„Ich hab mir eine Eiswaffel verdient."
„Ich sollte drei Liter Wasser pro Tag trinken."
„Eier sind gesund. Sie enthalten viel Protein und Vitamin A."
„Eier sind ungesund. Sie enthalten zu viel Cholesterin."

Geistiger Hunger wird von dem, was wir durch unsere Augen und Ohren aufnehmen, und den Worten, die wir lesen und hören, beeinflusst. Tausende von Kochbüchern und Tausende von Diätbüchern bieten Nahrung für den geistigen Hunger.

Während meiner medizinischen Laufbahn habe ich Dutzende von Diätmoden kommen und gehen sehen. Was in einem Jahr als gesundes Lebensmittel galt, wird ein Jahrzehnt später plötzlich für schädlich erklärt. Auf die zitrusfreie Diät („schlecht für die Gelenke") folgte die Grapefruit-Diät. Auf die Pasta-Diät folgte die kohlehydratfreie Diät. Die Diät „iss so viel Gemüse, wie du kannst" wurde umgedreht und wurde zur „nur-hochwertiges-Eiweiß-Diät".

Geistiger Hunger stützt sich oft auf absolute Werte und Gegenteile: gute Lebensmittel gegen schlechte, das, was man „essen sollte" gegen das, was man „nicht essen sollte". In der medizinischen Hochschule lernten wir, tierisches Fett sei schlecht. Man informierte uns über die frühen Erkenntnisse der großen Framingham-Studie, die auf einen Zusammenhang zwischen dem Verzehr tierischer Fette und Herzerkrankungen schließen ließ. Wir verzichteten alle auf Butter, Vollmilch, Sahne, Frischkäse, Rind- und Schweinefleisch. Wir ersetzten Sahneeis durch Fruchteis. Eier wurden rationiert, zwei pro Person pro Woche. Wir empfanden es als beunruhigend und sogar abstoßend, zu sehen, wie diese gefährlichen Lebensmittel in einen bemitleidenswert unwissenden Mund geschaufelt wurden.

Maisöl galt als gut. Margarine aus Maisöl wurde von Medizinern empfohlen. Doch ein paar Jahre später ergab eine Studie, dass eine Ernährung mit hohem Ölanteil zwar mit einer geringeren Häufigkeit von Herzinfarkt und Schlaganfall, aber mit einer höheren Krebsrate verbunden war. Ungesättigte Fette boten einen schlechteren Schutz gegen Zellschädigung durch freie Radikale. Dankbar erlaubten wir uns wieder Butter auf unserem Brot. Der von einem meiner Professoren eingeführte Kompromiss war „bessere Butter", die aus gleichen Teilen an Butter und Öl hergestellt war.

Kokosöl war erst gut, dann schlecht. Vor kurzem haben Wissenschaftler festgestellt, dass Menschen und Tiere, die viel Kokosnuss zu sich nehmen, gesunde Herzen haben und dass es vielleicht doch in Ordnung ist. Fett war lange der Feind, doch unter der Atkins-Diät verwandelte es sich in unseren besten Freund. Inzwischen scheint die Atkins-Diät aus der Mode zu kommen.

Meine Großmutter litt an Divertikulose, einer schmerzhaften Erkrankung des Dickdarms, von der man glaubte, sie werde dadurch hervorgerufen, dass die Darmmuskeln von der Anstrengung, zu viele Ballaststoffe in der Ernährung zu verdauen, erschlafften. Ihr wurde gesagt, sie solle nur blasse, breiige Nahrung zu sich nehmen: Apfelmus, Kartoffelpüree, Vanillepudding und Cremesuppen. Spätere Studien revidierten diese Empfehlung und besagten, Divertikulose sei eine Folge zu ballaststoffarmer Ernährung!

In meinen Anfangsjahren als Medizinerin übten die neuesten, von Ärzten und Wissenschaftlern verkündeten „Wahrheiten" der Ernährungswissenschaft einen großen Einfluss auf mich aus. Im Lauf der Jahrzehnte bin ich skeptischer geworden, da ich erlebt habe, wie Experten ihre Meinung mehrfach revidierten. Inzwischen nehme ich keinerlei absolute Aussagen über Lebensmittel mehr allzu ernst, ob sie nun einer medizinischen Fachzeitschrift oder dem Drängen meines eigenen Geistes entstammen. Das buddhistische Prinzip des mittleren Weges hat sich als sehr gesunde Art zu leben herausgestellt. Es rät uns dazu, uns nicht in irgendwelche Extreme zu verrennen. Im Hinblick auf die Ernährung bedeutet der mittlere Weg, sich an keinem Lebensmittel festzuklammern und keins zu hassen. Übertreiben Sie es weder auf positive noch auf negative Art. Essen ist Essen. Der Rest sind Gedankenspiele.

Der Journalist Michael Pollan schreibt:

> *„Wir haben gelernt, unser Essen nach Zahlen (Kalorien, Kohlehydrate, Fette, RDA, Preis, was auch immer) auszuwählen, und verlassen uns mehr auf unsere Lese- und Rechenfähigkeiten als auf unsere Sinne. Wir haben jedes Vertrauen in unseren Geschmacks- und Geruchssinn verloren, der die unsichtbaren Makro- und Mikronährstoffe, über die wir uns nach Ansicht der Wissenschaft sorgen sollen, nicht aufspüren kann, und den die Lebensmittelverarbeiter dennoch so geschickt be-*

trügen können. Der amerikanische Supermarkt – gekühlt und mit
hermetisch versiegelten Verpackungen voller Informationen – hat die
Nase erfolgreich ausgesperrt und das Auge privilegiert.
Kein Wunder, dass wir inmitten unseres erstaunlichen Überflusses zu
den besorgtesten Essern der Welt geworden sind."[6]

Ich würde sagen, wir haben die Nase ausgesperrt und den Geist privilegiert.
Durch unseren Geist werden wir besorgt, nicht durch die Nase oder die
Augen. Der Geist denkt, der Körper würde kooperieren und sich optimal
ernähren, wenn der Geist uns ständig Informationen über die Wahrheit,
die ernährungswissenschaftlichen Tatsachen, liefern könnte. Doch wenn
sich diese Tatsachen als unbeständig und wechselhaft herausstellen, weil
neue Studien durchgeführt werden oder ein neuer medizinischer Guru in
Erscheinung tritt, erzeugt dies einen Zustand chronischer Sorge. Ähnlich
wie bei Katholiken, die voller Sorge aufwachsen, weil sie vielleicht sündi-
gen, ohne es überhaupt zu wissen, ist der Geist besorgt, weil wir vielleicht
etwas Gefährliches zu uns nehmen, ohne es überhaupt zu wissen – bis
eine neue wissenschaftliche Studie veröffentlicht wird. Wenn wir uns
beim Essen auf die Gedanken in unserem Kopf stützen, beruht unser
Essverhalten gewöhnlich auf Sorge. Wenn sich der Geist darüber sorgt,
was wir essen „sollten" und was wir nicht essen „sollten", verflüchtigt
sich der Genuss dessen, was tatsächlich in unserem Mund ist.

Es gibt amüsante Studien, die zeigen, welche Macht unser Kopf über
unsere Essgewohnheiten hat. Menschen lassen sich mittels falscher Informationen dazu bewegen, bestimmte Lebensmittel zu mögen oder nicht.
Wissenschaftlern ist es gelungen, Studienteilnehmern einzureden, sie
hätten in ihrer Kindheit schlechte Erfahrungen mit einem bestimmten
Lebensmittel gemacht. Wenn man ihnen sagte, eine „Computeranalyse"
habe ergeben, sie seien nach dem Essen von Erdbeereis krank geworden,
waren manche Teilnehmer später überzeugt, diese Episode habe sich
tatsächlich abgespielt. Auch sagten sie, sie wollten diesem schädlichen
Geschmack in Zukunft aus dem Weg gehen. Andererseits können auch
positive Erinnerungen an bestimmte Lebensmittel künstlich erzeugt
werden. In einer anderen Studie wurden die Teilnehmer dazu gebracht,
zu glauben, sie hätten Spargel geliebt, als sie ihn zum ersten Mal probiert

hätten. Die 40 % der Teilnehmer, die diese Überzeugung übernahmen, gaben auch an, sie hätten vor, in Zukunft mehr Spargel zu essen.[7]

Zwar ist es wichtig, die Stimmen, aus denen sich der geistige Hunger zusammensetzt, zu hören, doch sie sollten mit Vorbehalt aufgenommen werden. „Man sollte den Tag mit einem großen Frühstück beginnen." – „Man sollte sechsmal am Tag essen." – „Man sollte ab mittags nicht mehr essen." – „Zucker ist Gift."

Die Vorstellung, man solle sich nach wissenschaftlichen Erkenntnissen richten und Lebensmittel seien Medizin, ist in Amerika sehr verbreitet. Sie führt dazu, dass wir nervös auf Erklärungen warten, die sich aus den aktuellsten wissenschaftlichen Studien ergeben, und dass wir uns nach der neuesten Modediät richten, vor allem, wenn ein telegener Arzt sie unterstützt und ein oder zwei Filmstars sie auch befolgen. Die Lebensmittel- und Getränkeindustrie achtet auf diese Trends, entwickelt neue Produkte und gibt unseren Sorgen durch ihre Werbung neue Nahrung.

Beispielsweise hat es in den letzten zehn Jahren eine Epidemie geistig bedingten Dursts gegeben. Die meisten modernen Amerikaner fühlen sich durch ihren Kopf, ihre Gedanken, dazu gezwungen, ständig eine Flasche Wasser mit sich herumzutragen und häufig daraus zu trinken, so ähnlich wie aus einer Babyflasche, ganz gleich, wo sie gerade sind: bei einem Business-Meeting, einem Konzert oder Spiel oder im Schwimmbad. Dieser Fetisch begann mit einem medizinischen Bericht, der besagte, Menschen sollten acht bis zwölf Gläser Wasser pro Tag trinken. Tee und Kaffee zählten dabei nicht, da sie harntreibend wirkten und dem Körper Wasser entzögen. Es hieß, die Zellen schrieen nach Wasser. Aus Angst zu verdursten, fingen Amerikaner an, Wassergläser mit sich herumzutragen. Abteilungen für Produktentwicklung bemerkten das, reagierten schnell und brachten zwei große neue Industriezweige hervor: in Flaschen abgefülltes Wasser und Wasserflaschen.[*]

Neulich sah ich mir bei einem Retreat ein Regal mit Wasserflaschen an. Das Wasser kam aus Europa, Kanada, Colorado, Alaska, Kalifornien, Washington und Oregon. Die Leute versuchen jetzt zunehmend, bei unseren Kursen ihre eigenen Wasserflaschen mit in die Meditationshalle zu bringen. Offenbar sind sie nicht in der Lage, verschiedene körperliche Empfindungen, die sie als „Dehydrierung" interpretieren, auszuhalten, und können keine sechzig Minuten stillsitzen, ohne etwas zu trinken. All die Flüssigkeit, die hineingeht, muss irgendwann wieder herauskommen. Die Leute flitzen wie die Grashüpfer dauernd auf die Toilette.

Vor ein paar Jahren erklärte ein weiterer Bericht, dass viele Menschen die früheren Informationen zum Flüssigkeitsbedarf missverstanden hätten. Zwar benötigten Menschen 1,8 Liter Flüssigkeit pro Tag, doch es sei nicht erforderlich, die ganze Menge tatsächlich zu trinken. Ebenso gut könne die Flüssigkeit im Essen enthalten sein. Und Kaffee und Tee seien auch mitzurechnen. Denn Studien zeigten, dass diese koffeinhaltigen Getränke dem Körper doch keine Flüssigkeit entzögen.

Warum hat mitten in dieser Epidemie, in der Erwachsene mit diversen Firmenlogos verzierte Wasserflaschen mit sich herumtragen und ständig daran nuckeln, noch niemand die Frage gestellt, wie es unseren Müttern, Vätern und Großeltern und der gesamten Menschheit Zehntausende Jahre lang gelungen ist, der Vernichtung durch Dehydrierung zu entgehen, als mit „Quellwasser" befüllte, hochschlagfeste Polykarbonat-Plastikflaschen noch nicht erfunden waren? Unser moderner Geist glaubte, was vermeintliche „Wissenschaft" und Ammenmärchen in Zeitschriften uns einreden wollten, und ignorierte dabei vollkommen die Weisheit unseres Körpers.

---

* Das National Resources Defense Council hat unter www.nrdc.org/water einen umfassenden Bericht über in Flaschen abgefülltes Wasser veröffentlicht. Viele Menschen kaufen abgefülltes Wasser, weil es als sicherer als Leitungswasser vermarktet wird. Doch tatsächlich kann es sein, dass das Wasser, das wir im Laden kaufen, Leitungswasser ist. Der Verbrauch von Erfrischungsgetränken hat in den letzten Jahren abgenommen, da den Verbrauchern klar geworden ist, dass diese Getränke vielleicht nicht gesund sind; um dennoch gute Verkaufszahlen zu erreichen, sind Hersteller von Erfrischungsgetränken in das Geschäft mit abgefülltem Wasser eingestiegen; manchmal vermarkten sie Leitungswasser aus der Stadt als „Quellwasser". Außerdem kann Wasser direkt aus der Leitung sicherer sein als Wasser aus einer Flasche: Forschungen deuten darauf hin, dass Behälter aus Polykarbonat und anderen Kunststoffen hormonartige Chemikalien in Lebensmittel und Getränke freisetzen, die der reproduktiven Gesundheit und sexuellen Entwicklung schaden und zu Krebs beitragen können.[8]

Wenn geistiger und körperlicher Hunger nicht übereinstimmen

Ich war einmal Zeugin eines heftigen Kampfes zwischen geistigem und körperlichem Hunger. Meine Adoptivtochter war erst vor kurzem aus Vietnam gekommen. Sie war schrecklich dünn und aß alles gierig, stopfte sich voll, so dass ihr Bauch sichtbar anschwoll, und sie hortete übrig gebliebenes Essen. Sie weigerte sich, den Tisch zu verlassen, solange noch Essen in den Schüsseln oder auf irgendeinem Teller war. Eines Tages tischten wir etwas auf, das sie probierte und nicht mochte. Sie versuchte immer wieder, es zu essen, und geriet immer mehr aus der Fassung. Ihr Geist sagte ihr, sie solle essen, selbst wenn sie das Essen abstoßend fand, weil es vielleicht lange nichts mehr zu essen geben würde. Die Erinnerung an vergangene Knappheit versuchte sich über ihren Mund und ihren Körper, die sich darüber im Klaren waren, was sie nicht essen wollten, hinwegzusetzen.

So etwas tun wir ständig. Wir sind satt, aber unser Geist sagt: „Noch eins kann nicht schaden." Oder wie ein Workshopteilnehmer sagte: „Ich platze fast, aber… das könnte ich noch essen." Brian Wansink schildert eine Studie, bei der unter Gedächtnisschwund leidenden Patienten gesagt wurde, es sei Essenszeit, woraufhin sie sich daran machten, ein komplettes Gericht zu essen, obwohl ihr Verdauungstrakt noch damit beschäftigt war, die vollständige Mahlzeit, die sie erst vor einer halben Stunde gegessen und wieder vergessen hatten, zu verdauen. Bei einer anderen Studie wurden Menschen mit so viel Lebensmitteln, wie sie nur essen konnten, und einer Uhr, die um zwei Stunden vorging, in einem Zimmer beobachtet. Übergewichtige Teilnehmer neigten dazu, häufiger zu essen, von dem ausgehend, was ihr Kopf ihnen über die „Essenszeit", die sie von der Uhr ablasen, sagte. Normalgewichtige Teilnehmer aßen weniger häufig und verließen sich mehr auf ihre inneren Hungersignale.[9]

Bei unserem stillen Mittagessen am ersten Tag des Retreats zum Thema Achtsamkeit beim Essen verkündete ich, als eine zweite Portion herumgereicht wurde: „Hier im Kloster ist das Mittagessen unsere größte Mahlzeit des Tages. Zum Abendessen gibt es nur etwas Leichtes." An dem Nachmittag berichteten viele Teilnehmer, sie seien nach ihrer ersten Portion beim Mittagessen eigentlich schon ganz zufrieden gewesen. Doch sobald sie meine Erklärung hörten, sprang ihr Geist in den „Knappheitsmodus", und sie nahmen sich unwillkürlich eine zweite Portion. Dies war eine Portion, die ihre Augen, ihr Mund, ihr Magen und ihr Körper sich nicht wünschten! Sie sagten, sie hätten ihren Geist sagen gehört: „Du solltest besser auf Vorrat essen. Zum Abendessen gibt es nur etwas Leichtes. Vielleicht hast du hinterher Hunger." Das ist ein klares Beispiel, wie sich geistiger Hunger über alle Signale der Sättigung und Befriedigung hinwegsetzen kann.

Genau das ist es, was den Kern unseres heutigen gestörten Verhältnisses zum Essen und zu Lebensmitteln ausmacht. Unser Geist sagt uns nicht immer die Wahrheit. Um eine harmonische Beziehung zum Essen wiederherzustellen, um unser Essen zu genießen, müssen wir lernen, auf die tiefere Weisheit unseres Körpers zu hören.

ÜBUNGEN

Geistigen Hunger wahrnehmen

Nehmen Sie im Lauf des Tages wahr, was Ihr Geist Ihnen über Speisen und Getränke sagt. Lauschen Sie auf die Bemerkungen Ihres Geistes darüber, was Sie essen oder trinken „sollten" und was Sie nicht essen oder trinken „sollten". Achten Sie darauf, ob es rivalisierende Stimmen gibt, die unterschiedliche Dinge über dasselbe Lebensmittel oder Getränk sagen. Zum Beispiel könnte Ihr Kopf sagen: „Ich hab wirklich Durst. Ich möchte eine Cola." Eine andere Stimme sagt: „Cola ist ungesund. Weißt du nicht mehr, dass man einen Zahn in einem Glas Cola auflösen kann? Kauf lieber einen Saft." Wieder eine andere Stimme sagt: „Du brauchst das Koffein. Sonst schläfst du noch am Steuer ein. Kauf dir eine Cola." Und noch eine andere Stimme sagt: „Du bist süchtig nach Koffein. Du solltest in der Lage sein, auch ohne Koffein wach zu bleiben. Fang jetzt an, es dir abzugewöhnen."

Bevor Sie essen, halten Sie inne und sehen Sie sich das Essen an. Hören Sie in sich hinein auf das, was Ihr Geist über das sagt, was vor Ihnen zu essen und zu trinken steht. Was sagt der Geist über den Hunger? Ist Hunger „gut" oder „schlecht"? Forschen Sie in Ihren Augen, Ihrem Magen, Ihrem Körper nach, wo der Hunger angesiedelt sein könnte.

Was sagt der Geist über Ihre Zufriedenheit? Prüfen Sie das vor, während und nach der Mahlzeit. Richten Sie Ihr geistiges Gewahrsein auf den Mund, den Magen und den Körper. Welche Teile sind befriedigt? Welche nicht?

Werden Sie sich beim Lesen von Artikeln über wissenschaftliche Lebensmittelstudien bewusst, ob in Ihrem Geist Vorstellungen von „sollte" oder „sollte nicht" entstehen. Denken Sie daran, dass sich diese wissenschaftlichen Informationen häufig ändern. Falls Sie dieses Buch in einem Kurs verwenden, können Sie Artikel mitbringen, die den amerikanischen „wissenschaftlichen" oder „medizinischen" Ansatz beim Essen illustrieren. Besonders interessant ist es, auf die entstehenden Widersprüche und Meinungsumschwünge hinzuweisen, etwa auf die Empfehlung, kein Kokosöl zu verzehren, und dann auf die Mitteilung, Kokosöl sei möglicherweise besonders gesund.

Geistigen Hunger stillen

Ich weiß nicht, ob wir den geistigen Hunger je wirklich stillen können, denn der Geist ändert dauernd seine Meinung. An einem Tag setzt er uns auf eine strenge Diät, am nächsten überzeugt er uns davon, dass wir noch mehr Nachtisch brauchen. Der Geist enthält auch die innere Kritik, eine Stimme, die uns kritisiert, ganz gleich, was wir essen oder trinken (mehr über diese Stimme in Kapitel 4).

Bitte gehen Sie dem selbst auf den Grund. Wodurch lässt sich geistiger Hunger stillen?

Oft „verschlingt" der Geist Informationen, Neuigkeiten, Klatsch. Der Geist erfährt gerne etwas Neues, verdaut gerne neue Informationen. Sagen wir, Sie essen in einem Fast-Food-Restaurant. Auf dem Tisch ist ein Platzdeckchen mit Informationen über den Nährwert der Speisen, die Sie essen. Während Sie einen Cheeseburger essen, nimmt Ihr Geist die Angaben über den Nährwertgehalt des Cheeseburgers in sich auf. Vielleicht befriedigt es den Geist, zu erfahren, dass dieses Restaurant dazu übergegangen ist, ohne Transfette zu kochen. (Diese Fettsäuren sind besonders bei industriell produzierter Nahrung zu finden, wo sie durch die

Härtung von Pflanzenöl entstehen.) Das sind interessante Informationen, aber sind sie wirklich befriedigend? Nein. Warum nicht? Weil sich diese Art von Informationen darüber, was „gut" oder „schlecht" ist, ständig ändert. Vor vierzig Jahren galt mit Transfetten vollgestopfte Margarine als gut, und pflanzliches Bratfett und Schweineschmalz gehörten zu den Hauptbestandteilen unserer Ernährung. Der Geist weiß, dass sich das Wissen ständig wandelt, daher kann er sich nie entspannen.

Wirklich zufrieden ist der Geist nur, wenn er ruhig wird. Wenn die vielen, sich widersprechenden Stimmen zum Thema Essen still sind, wenn sich die Gewahrseinsfunktion gegen die Denkfunktion durchsetzt, können wir beim Essen ganz präsent sein. Wenn wir von Gewahrsein erfüllt sind, wird uns auch Zufriedenheit erfüllen.

Herzhunger

Auf Herzhunger wurde ich durch die Bemerkungen von Teilnehmern unserer Workshops über Achtsamkeit beim Essen aufmerksam. Sie sprachen sehnsüchtig von Speisen, die sie bei Familienfesten gegessen hatten, Speisen, die ihre Mutter für sie zubereitet hatte, wenn sie krank gewesen waren, Speisen, die sie in der Gesellschaft geliebter Menschen gegessen hatten. Es war klar, dass die Speisen als solche nicht so wichtig waren wie die Stimmung oder das Gefühl, das sie wachriefen. Hunger auf diese Speisen entstand aus dem Wunsch heraus, geliebt und versorgt zu werden. Die Erinnerung an diese besonderen Zeiten verlieh diesen Speisen ein Gefühl von Wärme und Glück.

Eine Frau sagte, die achtsame Art, wie wir im Kloster äßen, habe bei ihr plötzlich Erinnerungen an das Essen bei ihren Großeltern wachgerufen. Sie und ihre Geschwister hatten in der Kindheit oft den Sommer auf dem Bauernhof ihrer Großeltern verbracht. Dort waren Mahlzeiten etwas Langsames, mit einem Tischgebet vor dem Essen und Pausen des Schweigens, um das selbst angebaute, selbst eingemachte und selbst gekochte Essen zu würdigen. Sie erinnerte sich:

Großmutter hatte ein „Gefühl" dafür, Brot zu machen. Wir verglichen Krusten und Geschmäcker, wie manche Leute edlen Wein kosten. Sie sagte zu mir, Brotbacken sei wie die Versorgung eines Babys: „Man will ja nicht, dass es Zug abbekommt." Großvater hatte die Bell-Lähmung und kaute sehr langsam und sorgfältig. Er war stets erst zwanzig Minuten nach allen anderen fertig. Wir blieben alle am Tisch sitzen und warteten auf ihn, wenn auch nicht schweigend. Er verglich die Vorzüge der verschiedenen Mais- und Tomatensorten auf dem Tisch und forderte die Kinder auf, sie wirklich zu schmecken! Großmutter erzählte, was sie wann eingemacht hatte, Pfirsiche, Pflaumen, Essiggemüse, Marmelade. Nach einem Besuch bei ihnen fühlte ich mich immer sehr „satt". Sie hatten eine Art, mir gegenüber präsent zu sein, auch wenn ich nicht sagen kann, dass wir irgendwelche weltbewegenden Gespräche führten.

Nein, nicht weltbewegend, aber herzerwärmend. Es waren Lebensmittel, die mit Liebe angebaut und mit Liebe geteilt und verzehrt wurden. Ihre Großeltern hatten sie viel über Achtsamkeit beim Essen gelehrt, doch sie hatte deren Lektionen vergessen, bis sie zu dem Retreat kam, wo sie zur Ruhe kam und wieder voller Bewusstsein und Anerkennung aß. Nach dem Workshop schrieb sie mir: „Manchmal habe ich das Gefühl eines Mangels im Hinblick auf Essen empfunden. Jetzt wird mir klar, dass das nur meine Wahrnehmung war. Tatsächlich war ich von Fülle und Überfluss umgeben. Mir fehlte die Achtsamkeit, um das vorhandene Essen zu würdigen."

Viele Menschen sind sich bewusst, dass sie in dem Versuch essen, ein Loch zu stopfen – nicht im Magen, sondern im Herzen. Wir essen, wenn wir einsam sind. Wir essen, wenn eine Beziehung endet. Wir essen, wenn jemand stirbt, und bringen den Trauernden etwas zu essen ins Haus. Auf diese Weise versuchen wir, uns um uns selbst und um andere zu kümmern, doch wir müssen verstehen, dass Nahrung, die dem Magen zugeführt wird, nie die Leere, den Schmerz in einem Herzen lindern wird.

Als Curt in den Kurs über Achtsamkeit beim Essen kam, hatte er Diäten gemacht, seit er ein Teenager war. Er war ein Veteran Hunderter von Diäten und war viele Jahre bei den Overeaters Anonymous gewesen. Er war ziemlich skeptisch, ob Achtsamkeit beim Essen wirklich etwas nützen könne, bis wir in der vorletzten Stunde eine Übung durchführten: Wir reichten einen Teller mit dünn geschnittenen Äpfeln, angerichtet auf einem Bett aus Farnblättern mit rosa Azaleenblüten, herum. Jeder nahm die Farbe, Form und Konsistenz der Äpfel mit den Augen auf, sog ihren Duft tief in sich ein und aß dann langsam eine Scheibe. Als er an der Reihe war, seine Erfahrung zu schildern, rechnete ich mit einer bitteren Bemerkung darüber, dass ein ganzer Apfel für ihn wie ein Bissen und ein ganzer Apfelkuchen wie eine Portion sei.

Doch seine Züge wurden ganz weich und ihm traten Tränen in die Augen. Er sah aus wie ein kleiner Junge.

Voller Staunen sagte er: „Ich fühlte mich in das Haus meiner Großmutter zurückversetzt. Sie hatte ein Haus auf einer alten Streuobstwiese gebaut. Die Bäume trugen noch immer Äpfel – große Äpfel –, und wir aßen sie immer, wenn wir sie besuchen fuhren. Als ich diese kleine Apfelscheibe probierte, war ich sofort da, zurück in ihrer Küche! Ich konnte alles riechen und sehen, sogar bis zum Linoleummuster auf dem Fußboden.“

„Sie haben gerade den Hunger des Herzens gestillt", sagte ich.

Später erzählte mir Curt, Essen, das seiner Seele gut tue, seien gebackene Bohnen, Erbsensuppe und „alles aus dem Fanny Farmer Kochbuch, bei dem man alles von Grund auf selbst machte". Warum?

> *Weil das bedeutete, dass Momma nicht getrunken hatte. Wenn sie nüchtern war, holte sie das Buch aus dem Regal und kochte für uns Kinder Sachen, deren Zubereitung zwei Stunden dauerte. Das war die einzige Zeit, in der sie wirklich für uns da war und uns zeigte, dass sie uns liebte. Schon allein beim Anblick dieses Kochbuches fühlte ich mich gut. Ich habe in Antiquariaten nach dieser Ausgabe gesucht, sie aber nie gefunden.*

Es ist kein Geheimnis, dass viele Speisen, die der Seele gut tun, die Gerichte sind, die unsere Mutter oder Großmutter für uns kochte, wenn wir krank waren, oder die Dinge, die wir mit der Familie an Festtagen aßen. Jeder hat ein anderes Essen, das für ihn nach Liebe schmeckt. Es könnte Hühnersuppe, Vanillepudding, Kartoffelpüree oder Zimttoast sein.

Als ich sechs Jahre alt war, hatte ich eine schleichende, mysteriöse Krankheit mit Fieber und geschwollenen Lymphdrüsen, der Leukämie so ähnlich, dass sie allen, einschließlich unseres Hausarztes, Angst einjagte. Ich musste zu Blutuntersuchungen in die Stadt gebracht werden. Jedes Mal weinte ich, blieb jedoch im Angesicht einer, wie es mir schien, riesengroßen Nadel reglos sitzen. Zur Belohnung bekam ich eine Eiswaffel. Eis war damals noch ein außergewöhnlicher Luxus. Wir waren zwar nicht arm, aber auch nicht reich, und mussten zehn Meilen zu einer Eisdiele fahren, die nur vier Eissorten hatte: Vanille, Schokolade, Erdbeere und die Sorte der Woche.

Inzwischen sind meine Eltern gestorben und ich kann in jedem Supermarkt mindestens sechzig Sorten Eis kaufen, aber trotzdem habe ich nur selten Eis zu Hause. Dann würde es seine Zauberkraft verlieren. Es ist meine eigene Belohnung, meine Art, mich um mich selbst zu kümmern. Wenn ich eine anstrengende Zeit erlebe, etwa einen besonders harten Tag oder eine harte Woche bei der Arbeit, belohne ich mich hinterher mit einem Eis. Ich führe mich selbst in eine Eisdiele aus, lasse mir beim Aussuchen einer Sorte Zeit und genieße jedes einzelne Schlecken. Es ist ein Ritual, das den Hunger meines Herzens stillt. Ich ehre die Güte meiner Eltern und wünsche mir aufrichtig, jedes Kind möge so liebevoll genährt werden.

Wir nähren unser Herz, wenn wir uns Mühe dabei geben, uns selbst etwas zu essen zu bereiten, und uns selbst wie einen Gast behandeln. Man braucht nur ein paar Minuten, um Speisen auf einem Teller schön anzurichten, statt aus einem Karton vom Imbiss zu essen, oder sich an einen Tisch zu setzen, den man mit einem bunten Platzdeckchen und einer Kerze geschmückt hat, statt im Stehen an der Küchentheke zu essen.

Vor ein paar Jahren aß ich mit einem alten Freund im Restaurant; er äußerte Kritik an dem Essen, das man uns serviert hatte. Er sagte mir, er sei stets auf der Suche nach dem perfekten Mahl. Er könne sich an ein paar außergewöhnliche Mahlzeiten in seinem Leben erinnern. Als er sie schilderte, war es klar, dass nicht die Erinnerung an das perfekte Hauptgericht oder den Dessertwein diese Sehnsucht hervorgerufen hatte. Es war Nahrung für das Herz gewesen, die allzu kurze Erfahrung von Verbundenheit mit seinen Tischgefährten, nach der er sich sehnte.

Wenn wir im Lauf der Workshops über Achtsamkeit beim Essen verschiedene Übungen ausprobieren, erleben Teilnehmer oft, dass Erinnerungen plötzlich an die Oberfläche ihres Bewusstseins aufsteigen. Als wir uns einmal darüber austauschten, welche Speisen unserer Seele gut tun, las eine Frau vor: „Erdbeerjoghurt." Sie setzte an: „Ich weiß nicht, warum ich nur Joghurt mit Erdbeergeschmack mag…", und plötzlich rief sie aus: „Oh! Mir ist gerade eingefallen, dass meine Großmutter Erdbeermarmelade geliebt hat. Sie war zuckerkrank und sollte eigentlich keine essen, aber sie hatte Marmelade versteckt und teilte sie mit mir, als ich ein kleines Mädchen war. Das war unser besonderes Geheimnis."

Wenn man mit Menschen auch nur einigermaßen ausführlich über Speisen spricht, die der Seele gut tun, kommt immer eine Geschichte ans Licht, die mit dem Gefühl der Verbundenheit, der Liebe und Freundschaft erfüllt ist. Alle Speisen der Welt, so reichhaltig sie auch sein mögen, können den Hunger unseres Herzens nicht stillen. Das Herz wird durch die Nähe zu anderen genährt.

Es gibt beeindruckende Berichte über Menschen, die in Konzentrationslagern inmitten von Folter, Tod und gezielter Aushungerung durch ihre Peiniger dennoch Wege fanden, den Hunger des Herzens zu stillen. Zum Beispiel tauschten manche Frauen in deutschen Konzentrationslagern ihre Lieblingsfamilienrezepte aus und erstellten so mündliche Kochbücher. Dadurch, dass sie einander etwas beibrachten und sich die Rezepte der anderen Frauen einprägten, schufen sie Freundschaft, Hoffnung und den Optimismus, dass wenigstens ein Aspekt ihres Lebens das Lager überdauern und andere stärken würde.[10]

Im Zweiten Weltkrieg schrieb eine Gruppe weiblicher Gefangener in einem japanischen Konzentrationslager auf Sumatra Partituren aus dem Gedächtnis auf und bildete einen Chor. Da sie zu schwach zum Stehen waren, fanden die Aufführungen im Sitzen statt. Die Hälfte der Chormitglieder starb binnen eines Jahres. Doch sie vergaßen den schrecklichen Hunger ihrer ausgezehrten Körper, wenn sich ihre Herzen mit der Musik erfüllten, die sie zusammen schufen. „Jedes Mal (wenn wir ein Konzert hatten,) schien es wie ein Wunder, dass es inmitten all der Kakerlaken und Ratten, der Bettwanzen und der Ruhr, des Gestanks der Latrinen so viel Schönheit geben konnte, dass Frauenstimmen so etwas schaffen und es in dieses entsetzliche Lager bringen konnten", erinnerte sich eine der Sängerinnen später.[11]

Doch wir können uns nicht immer darauf verlassen, dass andere unser Bedürfnis nach Nähe erfüllen, weil Menschen sich ständig ändern. Sie ziehen weg, ihre Liebe zu uns schwindet und sie verlieben sich in jemand anderen, sie bekommen Alzheimer und halten uns für einen Fremden, und schließlich sterben sie.

Einer Frau schnürte es bei einem Workshop die Kehle zu, als sie davon erzählte, welch verwirrende Übergangszeit sie gerade erlebte. Sie war eine ausgezeichnete Köchin und jahrelang stolz darauf gewesen, ihren Mann und ihre drei Söhne mit selbstgekochten Mahlzeiten zu verwöhnen. Jetzt waren ihre Söhne erwachsen. Beim letzten Mal, als sie nach Hause gekommen waren, hatten sie gesagt: „Mom, Du bist immer so damit beschäftigt, für uns zu kochen, dass du dich nie zu uns an den Tisch setzt. Komm, setz dich." Sie konnte nicht verstehen, warum sie kein Interesse mehr an den Dingen hatten, die sie kochte. Ich erklärte ihr: „Als sie noch Jungen waren, haben Sie ihren Körper und gleichzeitig ihre Herzen genährt, weil Sie mit Liebe gekocht haben. Jetzt sind sie Männer und können sich kaufen, was sie wollen, um den Hunger ihres Körpers zu stillen. Sie wissen jetzt, dass das Leben rasch weitergeht und dass gemeinsame Zeit kostbar ist. Sie bitten Sie, sich hinzusetzen und bei ihnen zu sein, mit ihnen zu reden, Geschichten zu erzählen und zu lachen. Sie bitten um Zeit mit Ihnen, Zeit, die den Hunger ihres Herzens stillen wird."

Wir können uns nicht darauf verlassen, dass etwas zu essen die Leere in unserem Herzen ausfüllen wird. Letztlich ist das, was unser Herz nähren muss, Verbundenheit mit dem jetzigen Augenblick. Wir können diese Verbundenheit bei allem erleben, was sich uns bietet, Menschen oder Pflanzen, Felsen, Reis oder Rosinen. Präsent zu sein führt uns zum süßen und intensiven Geschmack wahrer Gegenwart. Wenn diese Gegenwart uns erfüllt, verschwinden alle Arten von Hunger. Alle Dinge stellen, so wie sie sind, vollkommene Zufriedenheit dar.

ÜBUNGEN

Sich des Herzhungers bewusst werden

Welche Lebensmittel essen Sie, wenn Sie traurig oder einsam sind? Erstellen Sie eine Liste. Falls Sie in einer Gruppe zum Thema Achtsamkeit beim Essen arbeiten, lesen Sie sich die Listen gegenseitig vor.

Wenn Sie zwischen den Mahlzeiten den Impuls spüren, einen Snack oder ein Getränk zu sich zu nehmen, überlegen Sie, was Sie empfunden haben, kurz bevor dieser Impuls erwachte.
Falls Sie den Snack oder das Getränk zu sich nehmen, ändert sich irgendetwas?

Wenn Sie Herzhunger wahrnehmen, suchen Sie sich eins Ihrer Lieblingsessen aus, das Ihrer Seele gut tut. Kaufen Sie eine einzelne, kleine Portion, etwa einen einzelnen, besonderen Schokoladentrüffel oder ein Bällchen gutes Eis. Setzen Sie sich und betrachten Sie diese Speise liebevoll. Essen Sie sie ganz langsam. Stellen Sie sich beim Herunterschlucken jedes Mal vor, Sie schickten sie zu Ihrem Herzen (und danach erst zu Ihrem Magen und dem Rest Ihres Körpers), durchdrungen von großmütterlicher Güte und Liebe. (Falls Ihre Großmutter ein Ekel war, suchen Sie sich jemand anderen aus, der gütig ist.)

Essen, um Ihre Stimmung zu verändern

Wenn wir in unserem Kloster Menschen bitten, darüber nachzudenken, was sie empfunden haben, kurz bevor sie der Drang zu einem Snack überkam, werden sie sich einer ganzen Reihe von Gefühlen bewusst. Diese umfassen Frustration, Traurigkeit, Gereiztheit, Langeweile, Sorge, Enttäuschung, Ärger, Verwirrung, Unsicherheit und Ungeduld. Es fällt auf, dass alle diese Gefühle in die Kategorie negativer Gefühle fallen.

Diese Feststellung lässt einige interessante Fragen aufkommen. Essen wir oft, um die Verfassung unseres Geistes und Herzens zu ändern? Essen wir, um unangenehme Gefühle loszuwerden?

Bei den Workshops über Achtsamkeit beim Essen erzählen uns viele Menschen, sie spürten ein gewaltiges Loch in ihrem Herzen. Dies kann auf den Tod eines geliebten Menschen oder Tiers zurückzuführen sein. Es kann als Traurigkeit, Einsamkeit oder das Gefühl, nirgendwo richtig hinzugehören oder hinzupassen, erlebt werden. Die erste Edle Wahrheit des Buddhismus ist die, dass das Leben als Mensch bedeutet, Leid zu erleben. Für die meisten von uns ist dies nicht das Leid, sich in einem Krieg zu befinden oder gefoltert zu werden. Es ist etwas Subtileres. Ein junges Mädchen sagte traurig zu mir: „Ich habe immer das Gefühl, dass irgendetwas nicht richtig ist, aber ich weiß nicht, was es ist. Und ich weiß nicht, wie ich es in Ordnung bringen kann." Es ist ein tieferes, durchdringendes, rastloses Gefühl der Unzufriedenheit. Zwischen Ihnen und dem Rest der Welt ist eine Kluft. Sie essen, doch Sie schmecken oder genießen Ihr Essen nicht wirklich.

Die Ursache einer unausgewogenen Beziehung zum Essen ist meistens eine fehlende Wahrnehmung für den Hunger des Herzens. Keine Speise kann diese Art von Hunger je stillen. Um ihn zu stillen, müssen wir lernen, wie wir unser Herz nähren können. Lebensmittel, so köstlich sie auch sein mögen, können uns keine wahre Befriedigung verschaffen, wenn wir unser Herz nicht täglich nähren. Umgekehrt wird ein Gefühl der Nähe und Verbundenheit entstehen, wenn wir beim Essen achtsam sind. Dann kann jede Speise das Herz nähren.

Den Hunger des Herzens stillen

Der Hunger des Herzens wird durch Nähe gestillt. Jeder von uns ist fundamental alleine auf der Welt. Niemand kann uns bis zum Kern unseres Wesens kennen. Niemand kann all unsere Gedanken kennen. Niemand kann die tiefsten Sehnsüchte unseres Herzens kennen. Niemand, nicht einmal der Mensch, dem wir am nächsten stehen, kann das Leben so erleben wie wir.

Diese Erkenntnis, dass wir fundamental alleine sind, kann bei uns Trauer hervorrufen. Gefährlicher ist jedoch, dass sie uns dazu bewegen kann, ungesunde Wege, ein falsches Gefühl der Verbundenheit zu schaffen, auszuprobieren, etwa durch den Missbrauch von Drogen, Sex oder Lebensmitteln. Viele Leute hängen in Bars herum, wo sie vergeblich darauf warten, dass ein „Seelenverwandter" hereinspaziert. Sie begnügen sich mit einer Reihe kurzer und enttäuschender sexueller Begegnungen. Auch versuchen viele Menschen, ihre Einsamkeit durch die Pflege von Internet-Beziehungen – Beziehungen, die im Wesentlichen auf Phantasie beruhen – aufzuheben.

Essen kann eine weitere Möglichkeit sein, Einsamkeit zu lindern. Solange ich mit einer wichtigen Aktivität wie Essen beschäftigt bin, bin ich von meiner Misere, meiner Situation als isoliert lebendes Individuum, das von all den „anderen" im Universum für immer getrennt ist, abgelenkt.

Die meisten Menschen fühlen sich gehemmt, wenn sie alleine essen. In einem Restaurant alleine zu essen, hat etwas Unangenehmes. Es scheint darauf hinzudeuten, dass Sie keine Freunde hätten. Wenn sie zu Hause alleine essen, schalten die meisten Menschen den Fernseher ein, um die Illusion von Verbundenheit zu erzeugen, das Gefühl, das Haus sei erfüllt von Menschen und Aktivität.

Im Gegensatz dazu suchen sich Menschen, die achtsames Essen praktizieren, gezielt Zeiten und Orte, an denen sie allein essen können. Sie sind erleichtert, nur eine Sache gleichzeitig zu tun, einfach nur zu essen, ohne durch Reden, Lesen oder Fernsehen abgelenkt zu werden.

Wenn wir essen und unsere Speisen tief betrachten, sind wir in der Gesellschaft vieler Wesen: der Pflanzen, Tiere und Menschen, deren Lebensenergie in das Essen auf unserem Teller geströmt ist. Nach der Zen-Lehre nehmen wir jedes Mal, wenn wir essen, die Lebensenergie zahlloser Wesen in unseren Körper auf. Die Speisen auf unserem Teller sind das Produkt der Sonne, der Erde, des Regens, der Insekten, welche die Pflanzen befruchten, und vieler Menschen, unter anderem Bauern, Lastwagenfahrer und Händler. Diese Energie, die das Produkt so vieler Wesen ist, durchströmt unseren Körper, angetrieben von jedem Schlag unseres Herzens. Sie dringt bis in die entferntesten Zellen, bis in unsere Zehennägel und Haarspitzen. Diese Wesen werden im wörtlichen Sinne zu uns, unseren blauen oder braunen Augen, unseren weichen Lippen, unseren harten, weißen Zähnen, unserem liebenden Herzen. Dieses tägliche Wunder der Verwandlung geschieht Tag und Nacht in unserem eigenen Körper.

Leider nehmen wir es kaum wahr, wenn dieses Wunder geschieht. Uns dessen bewusst zu werden, auch wenn es nur für ein paar Augenblicke am Tag ist, kann uns neue Freude schenken, so schwierig unsere übrigen Lebensumstände auch sein mögen. Es kann uns mit neuer Energie erfüllen, wie alt oder müde wir auch sein mögen. Wenn wir mit offenem Geist und bewusst essen, können wir unsere enge Verbundenheit mit diesen vielen Wesen erfahren und unsere Einsamkeit verschwindet.

ÜBUNG

Den Hunger des Herzens stillen

Wenn Sie sich hungrig fühlen, eine Überprüfung der sieben Hungerarten jedoch ergibt, dass der Mund, der Magen und der Körper keinen Hunger haben, tun Sie gezielt etwas, um das Herz zu nähren. Ein paar Vorschläge: Sprechen Sie mit einem Menschen, den Sie lieben, spielen Sie mit einem Kind oder einem Haustier, arbeiten Sie in Ihrem Garten, erschaffen Sie irgendetwas, hören Sie Ihre Lieblingsmusik, verschenken Sie etwas. Wenn Sie essen, essen Sie langsam und öffnen Sie Ihr Bewusstsein für die Vielzahl von Wesen, die diese Speise auf Ihren Tisch gebracht haben. Sagen Sie Dank.

Alles zusammensetzen

Nun lernen Sie, die sieben Arten von Hunger wahrzunehmen. Drei dieser sieben Arten neigen dazu, in unserem Leben problematischer zu sein als die anderen. Es sind der Mundhunger, der Herzhunger und der geistige Hunger. Diese Arten von Hunger führen oft dazu, dass wir uns überessen – jedoch nur, wenn wir sie nicht wahrnehmen und nicht wissen, wie wir sie befriedigen können.

Jetzt, da Sie die sieben Arten von Hunger erforscht haben, können Sie eine grundlegende Fähigkeit des achtsamen Essens entwickeln: den Grad jeder Art von Hunger einschätzen, wenn der Wunsch zu essen aufkommt. Um zu wissen, welche Art von Hunger wir spüren, können wir uns angewöhnen, zu fragen: „Wer da drinnen ist hungrig?"

Um das herauszufinden, müssen wir innehalten, bevor wir essen. Anfangs kann es schwierig sein, die sieben Arten von Hunger einzuschätzen, doch wenn Sie diese Fähigkeit einmal erlernt haben, wird Ihnen das auch in Gesellschaft anderer Menschen gelingen, ohne dass die anderen etwas davon merken. Selbst wenn sie es bemerken sollten und fragen, was Sie da tun, können Sie sagen: „Ich halte Rücksprache mit meinem Körper, um festzustellen, welche Teile von mir hungrig sind und worum sie bitten." Bei manchen Menschen können Sie hinzufügen: „Ich übe achtsames Essen." Vielleicht ist dies der Beginn eines interessanten Gesprächs.

ÜBUNG
Wer da drinnen ist hungrig?

Dies ist die wichtigste Übung in diesem Buch. Sie ist das Herzstück achtsamen Essens. Bitte führen Sie sie bei jeder Mahlzeit durch, bis sie Ihnen in Fleisch und Blut übergeht.

Jede der sieben Arten von Hunger hängt mit einem anderen Teil des Körpers zusammen. Schauen Sie vor dem Essen oder Trinken in sich hinein und fragen Sie jeden dieser Teile, ob er hungrig ist. Falls die Antwort ja lautet, fragen Sie diesen Teil, wie hungrig er auf einer Skala von null (gar kein Interesse) bis zehn (halb verhungert) ist.

Zur Wiederholung: Die Körperteile, die wir betrachten, sind die Augen, die Nase, der Mund, der Magen, die Zellen, der Geist und das Herz.

Beispiel: Bei der Arbeit sehen Sie Donuts. Die Augen sagen vielleicht: „Die sind von der Party gestern übrig geblieben, aber sie sehen noch gut aus. Vielleicht sollten wir einen essen." Der Augenhunger liegt auf der Hungerskala bei drei.

Die Nase sagt möglicherweise: „Ich kann euch nicht helfen. Ich kann gar nichts riechen. Wenn ich sie nicht riechen kann, interessieren sie mich überhaupt nicht." Nasenhunger bei null.

Der Mund sagt: „Jedes Gefühl ist besser als ein leerer Mund. Probieren wir sie mal." Der Mundhunger liegt bei fünf.

Der Magen sagt: „Nach dem vielen Kaffee, den du im Auto getrunken hast, fühle ich mich ein wenig zittrig, und mir ist eine Spur übel. Momentan hab ich kein Interesse daran, irgendetwas zu mir zu nehmen." Magenhunger bei null.

Die Zellen sagen: „Altes Fett und Zucker? Gar nicht gut für uns Zellen." Auch der Zellhunger liegt bei null.

Der Geist sagt: „Nun, du solltest eigentlich keinen Donut essen, weil du doch versuchst, dich gesünder zu ernähren. Heute Morgen warst du sehr gut, nur ein Glas Orangensaft und einen Becher Joghurt zum Frühstück. Aber du hast noch keine Kohlehydrate gehabt... vielleicht könntest Du einen halben Donut in der Kaffeepause essen, wenn du den ganzen Morgen hart arbeitest." Dann fährt der Geist fort: „Andererseits könnten diese Donuts in der Kaffeepause schon alle weg sein, also solltest du dir vielleicht besser jetzt einen schnappen. Du kannst ja einen nehmen und in zwei Hälften brechen. Mach als Ausgleich ein paar isometrische Übungen am Arbeitsplatz." Der geistige Hunger liegt bei sechs.

Das Herz sagt: „Ich hab Angst davor, mit diesem neuen Projekt anzufangen. Ich kann es gedanklich einfach nicht erfassen. Ich hab keine Ahnung, wo ich anfangen soll. Meine Mutter hat immer gesagt, nach einem guten Frühstück arbeitet man besser. Ich glaube, ich habe kein gutes Frühstück gehabt. Zucker beruhigt mich und ein Donut könnte mir helfen, besser zu denken. Ich hab Susan in der Küche gesehen. Mit ihr kann man sich gut unterhalten. Ich nehme mir jetzt einen Donut und rede ein bisschen mit ihr. *Das Herz verzeichnet Hunger bei acht.*

In diesem Beispiel setzt sich der Hunger des Geistes und des Herzens über die Botschaften des armen Magens und der Zellen, die überhaupt nicht hungrig sind, hinweg. Das geschieht sehr häufig: Menschen essen nicht, weil ihr Körper Nahrung braucht, sondern weil sie besorgt oder traurig sind oder weil die Uhr anzeigt, dass es zwölf Uhr mittags ist, weil „alle anderen essen", weil „es eine Verschwendung wäre, gutes Essen wegzuwerfen" oder weil „später vielleicht nichts mehr da ist".

Wenn Sie einmal gelernt haben, herauszufinden, wer in Ihnen hungrig ist, und es sich zur Gewohnheit machen, vor dem Essen innezuhalten und diese Übung durchzuführen, können Sie eine informierte Entscheidung darüber treffen, ob Sie essen sollen oder nicht. Nur etwas zu essen oder zu trinken kann Magen- oder Zellhunger stillen; doch es gibt viele Alternativen zu Speisen oder Getränken, um die anderen fünf Arten von Hunger zu befriedigen.

Wenn wir Befriedigung empfinden und eine angemessene Menge essen wollen, müssen wir das Essen durch die Türen aller Sinne in uns aufnehmen und uns seiner Farbe, seines Dufts, seiner Konsistenz, seines Geschmacks, seiner Temperatur und seines Klangs bewusst werden. Und wenn wir in diesem Augenblick zufrieden sein und uns von allem, was in unser Leben tritt, stärken lassen wollen, müssen wir auch Wege finden, unser Herz zu nähren.

ANMERKUNGEN

1 Brian Wansink, *Essen ohne Sinn und Verstand. Wie die Lebensmittelindustrie uns manipuliert*, Frankfurt am Main: Campus Verlag 2008, S. 22-24.

2 Ibid., S. 47-50.

3 Ibid., S. 102.

4 Ibid., S. 62/63 und S. 146.

5 Ibid., S. 95.

6 Michael Pollan, „Our National Eating Disorder", *The New York Times Magazine*, 17. Oktober 2004.

7 Daniel M. Bernstein, Cara Laney, Erin K. Morris und Elizabeth F. Loftus, „False Beliefs about Fattening Foods Can Have Healthy Consequences", *Proceedings of the National Academy of Sciences* 102, Nr. 39 (27. September 2005): 13724-13731.

8 Der Artikel „Plastic Ocean" von Susan Casey (*http://www.bestlifeonline.com/cms/publish/health-fitness/Our_oceans_are_turning_into_ plastic_are_we_2_3.shtml*) schildert die Gefahren eindringlich und detailliert. Siehe auch Matt McGowan, „Uncovering Hidden Danger" (*http://atmizzou.missouri.edu/jun03/ plastics.htm*). In dem Artikel wird die Forschung von Frederick vom Saal beschrieben.

9 Wansink, S. 89/90.

10 Myrna Goldenberg, „Cookbooks and Concentration Camps: Unlikely Partners" (*www.jewishvirtuallibrary.org/jsource/Holocaust/cookbook.html*). Eine ähnliche Geschichte wird von Cara de Silva in dem Buch *In Memory's Kitchen: A Legacy from the Women of Terezin*, Northwale, N.J.: Aronson 1996) dokumentiert. Elizabeth Farnsworth hat de Silva für The NewsHour with Jim Lehrer am 17. Dezember 1996 über das Buch interviewt (Abschrift online unter *www.pbs.org/newshour/bb/europe/december96/cook_12-17.html*).

11 „Song of Survival", eine Videodokumentation über die weiblichen Häftlinge auf Sumatra, im Jahre 2004 von Veriation Films produziert, wurde auf der Grundlage einer Radiodokumentation desselben Namens entwickelt; siehe Roger Emanuels, *http://baymoon.com/~emanuels/sofs.html*. Die Geschichte wird auch von Helen Colijn erzählt: *Paradise Road*: Mut bleibt für immer, Reinbek bei Hamburg: Rowohlt Verlag 1997.

Kapitel 3

Erforschung unserer Gewohnheiten und Verhaltensmuster beim Essen

Im letzten Kapitel haben wir eine der grundlegenden Fähigkeiten achtsamen Essens untersucht: unser ganzes Gewahrsein und unsere Aufmerksamkeit auf den Hunger selbst zu richten, damit wir wissen können, worauf genau wir Hunger haben und wie wir ihn stillen können. Ein weiterer wichtiger Aspekt achtsamen Essens besteht darin, sich der Essgewohnheiten und -verhaltensmuster, die wir im Lauf unseres Lebens entwickelt haben – was oft als unsere Konditionierung bezeichnet wird –, bewusster zu werden.

Wenn wir das Wort „Konditionierung" lesen, denken wir vielleicht an Pawlows Versuche mit Hunden. Wenn die Hunde gefüttert wurden, ertönte ein Klingelton. Nach einiger Zeit sonderten die Hunde jedes Mal, wenn sie den Klingelton hörten, Speichel ab, auch wenn sie kein Futter bekamen. Die Zellen in ihrem Körper und Gehirn reagierten auf den Ton allein.

Auch Menschen knüpfen solche Verbindungen. Wenn wir eine positive Verstärkung erleben, wie Lob, Lächeln, Küsse oder angenehme Empfindungen beim Essen eines Lebensmittels, ist es wahrscheinlicher, dass wir ein Verhalten wiederholen. Wenn wir dagegen negatives Feedback erleben – Tadeln, Stirnrunzeln, Zurückweisung oder unangenehme Empfindungen, etwa einen Schlag auf den Hintern –, ist es weniger wahrscheinlich, dass wir ein Verhalten wiederholen. Lebensmittel als solche sind weder gut noch schlecht. Erst durch Erfahrung lernen wir, was „gute" oder „schlechte" Lebensmittel sind. Ein Krabbelkind steckt vielleicht alles, was es auf dem Boden findet, einschließlich toter Käfer oder Würmer, in den Mund und kaut glücklich darauf herum, bis seine Mutter schreit: „Ih, das ist schmutzig. Böser Junge!" Sie stößt ihm ihren Finger in den Mund, um seinen Leckerbissen herauszuholen, und bringt ihm schließlich bei (konditioniert ihn), sich die Hände zu waschen, am Tisch zu sitzen und richtiges Essen mit Messer und Gabel zu sich zu nehmen. Falls dieses Baby jedoch in der Wildnis von Hunden oder Wölfen aufgezogen würde, wäre ihm rohes Fleisch am liebsten, das es direkt vom Boden essen würde.

Zwar beeinflusst die gesellschaftliche Konditionierung, was wir essen, doch manche Lebensmittel wie Zucker, Salz und Fett bieten in sich eine positive Verstärkung in Form angenehmer Geschmacksempfindungen und einer Stimmungsaufhellung. Bei anderen potentiellen Lebensmitteln ist genau das Gegenteil der Fall. Wenn man sich einmal übergeben musste, nachdem man Rhabarberblätter gegessen hat, oder einmal Blasen im Mund bekommen hat, weil man Giftefeu (eine stark hautreizende Pflanze, die in Nordamerika wächst) gekostet hat, stellt das eine ziemlich starke negative Konditionierung dar. Positive Konditionierung führt zu Verlangen; negative Konditionierung führt zu Abneigung.

Konditionierung ist ein normales, unvermeidliches Phänomen in unser aller Leben. Die Konditionierung im Bereich der Ernährung beginnt unmittelbar nach der Geburt. Während wir warme Milch trinken, kuschelt unsere Mutter mit uns, Haut auf warmer Haut. Muttermilch ist erstaunlich süß. Daher ist es kein Wunder, dass, wenn Menschen Speisen aufzählen, die ihrer Seele gut tun, diese oft weiß, milchig, cremig, reichhaltig oder süß sind, wie Eis, Makkaroni mit Käse, Kartoffelpüree mit Butter, ein Teller Cremesuppe, ein Caffè Latte mit Schlagsahne, heißer Kakao oder auch einfach ein Glas mit warmer Milch.

Wenn ein Baby weint, wird es getröstet, indem es auf den Arm genommen wird und an der Brust saugen darf. Forscher können an der Sauggeschwindigkeit ablesen, wie gestresst ein Baby ist. Je gestresster es ist, umso öfter saugt es pro Minute. Seit Generationen werden in Zucker getauchte Lappen oder Schnuller benutzt, um Babys zu beruhigen.

Schnuller werden jetzt millionenfach verkauft, weil Saugen Trost spendet. Daher ist es nicht verwunderlich, wie beliebt kleine Wasserflaschen zum Herumtragen und aromatisierte Mineralwassersorten in der jüngsten Zeit geworden sind. Es ist legitim, wenn ein Erwachsener seinen Stress etwas abbaut, indem er tagsüber „nuckelt". Eine subtilere Form des Trostes ist die niemals leere Tasse mit heißem Kaffee oder Tee, die während des ganzen Arbeitstages herumgetragen wird. Unser Geist und unser Körper haben folgende Verbindung geknüpft: Stress + warmes Getränk = Trost (weniger Stress).

Im Lauf unserer Kindheit geht die Konditionierung weiter. Sie kann positiv oder negativ sein. Sehr unterschiedliche Assoziationen und Verhaltensmuster entstehen bei uns, wenn wir etwas essen und unsere Mutter strahlend sagt: „Braver Junge! Du hast alles aufgegessen!", oder wenn sie stirnrunzelnd schimpft: „Iss nicht wie ein Schwein!" Ein kleines Mädchen, das ermahnt wird: „Wenn du zu viel isst, wirst du dick wie deine Mama!", wird dadurch ganz anders beeinflusst als ein Junge, der gelobt wird: „Was er für einen tollen Appetit hat! Er wird noch größer als sein Papa!"

Bei Forschungen darüber, wie Paare bei einer Verabredung essen, berichten Frauen, es sei unweiblich, bei einem solchen Anlass zu viel zu essen, während Männer finden, viel zu essen zeuge davon, männlich und stark zu sein. Bei einem Versuch gab man Männern eine lange und detaillierte Schilderung darüber, wie ein Mann namens Brad zu einer Verabredung geht, zu lesen. Von dieser Geschichte gab es zwei Versionen, die sich nur hinsichtlich folgender Worte unterschieden: Brad aß entweder „fast das ganze" Popcorn oder aber nur „ein paar Handvoll" davon. Junge Männer, denen man die Version mit „fast das ganze" Popcorn zu lesen gab, schätzten Brad als stärker, zupackender, männlicher und besser im Gewichtheben ein. Interessanterweise wirkten sich die paar Worte, die Brad als einen Menschen mit großem oder kleinem Appetit charakterisierten, bei Frauen weder positiv noch negativ aus.[1]

Unsere Beziehung zum Essen wird von Tausenden von Einflüssen konditioniert: unserer Herkunftsfamilie, Werbung, Fernsehen, Filmen, Büchern, Zeitschriften, unseren Freunden und Kollegen, unserer Kultur. Ist Ihnen aufgefallen, dass man, wenn man in einem Buch etwas über ein bestimmtes Gericht liest oder es in einem Film sieht, oft Hunger darauf bekommt? Vor ein paar Jahren war eine Buchserie über einen Pfarrer in einer fiktiven Kleinstadt in North Carolina sehr beliebt. Eine der Figuren, eine Dame namens Esther, hatte ein Geheimrezept für einen Orangenmarmeladenkuchen, der beim jährlichen Kirchenbasar stets restlos ausverkauft wurde. So viele Leser entwickelten ein Verlangen nach diesem Kuchen, den sie nie gekostet, sondern über den sie nur gelesen hatten, dass der Autor ein Büchlein schrieb, in dem das Rezept enthalten war. Ich habe diesen Kuchen sogar gebacken, stellte jedoch enttäuscht fest, dass er nicht so köstlich schmeckte wie der (fiktive) Kuchen, den die (fiktiven) Menschen in dem Buch geschildert hatten.

Falls Sie in einer schwierigen Familie groß geworden sind, waren die Mahlzeiten möglicherweise sehr unangenehm. Vielleicht waren es immer unharmonische oder angespannte Anlässe, bei denen plötzlich und ohne klaren Grund Ärger hervorbrechen konnte. Vielleicht wurden bei den Mahlzeiten all Ihre Missetaten, seien es echte oder eingebildete, erwähnt und öffentlich kritisiert. Womöglich wurde Ihnen gesagt, Sie seien dumm oder wertlos oder Sie hätten das Leben Ihrer Eltern ruiniert. Vielleicht machte man sich lustig über Sie, nannte Sie ungeschickt oder dick oder verwendete noch demütigendere Bezeichnungen. Am liebsten wären sie weggelaufen, doch wenn Sie den Tisch verlassen hätten, wären die verbalen und emotionalen Beschimpfungen eskaliert.

Bei Pawlows Hundeversuchen wurde Futter mit einem Klingelton verknüpft. Vielleicht war Essen bei Ihnen zu Hause mit Stress, Scham, Sorge oder Gefahr verbunden. Der Klingelton führte bei Pawlow dazu, dass die darauf konditionierten Hunde Speichel absonderten. Weil Menschen komplexer als Hunde sind und weil unsere Umgebung nicht so einfach und kontrollierbar wie ein Käfig in einem Labor ist, könnte die Verknüpfung von Essen mit Stress viele unterschiedliche Folgen haben, zu vielen möglichen Verhaltensweisen führen.

Selbst als Sie erwachsen wurden, von zu Hause auszogen und in Ruhe alleine essen konnten, konnten bestimmte Ereignisse bei Ihrem Körper und Ihrem Geist die gleichen Reaktionen auslösen wie früher, als sie noch ein Kind waren. Weil das Gefühl von Hunger in Ihrer Kindheit bedeutete, einen gefährlichen Ort aufsuchen zu müssen, kann es sein, dass Sie auch als Erwachsener auf Hungergefühle so reagieren, als ob sie mit

Gefahr verbunden wären. Möglicherweise versuchen Sie zu verhindern, dass dieses „gefährliche" Hungergefühl überhaupt aufkommt, indem Sie ständig „naschen" oder dauernd an Erfrischungsgetränken nippen. Vielleicht verwechseln Sie auch Sorge mit Hunger und essen, um den „nagenden Hunger" zu lindern, während es sich in Wirklichkeit um emotionale Kummer-Signale ihres Magen-Darm-Traktes handelt.

Weil der Familientisch der Schauplatz von Unglück war, empfinden Sie vielleicht eine gewisse innere Unruhe, wenn Sie sich zum Essen an den Tisch setzen. Daher essen Sie lieber im Stehen am Kühlschrank oder in der Küche. Vielleicht hilft es Ihnen, abgelenkt zu werden, und Sie essen beim Fernsehen oder im Auto. Oder Sie fühlen sich nur sicher, wenn Sie in einem Restaurant essen, weil Ihre Familie nie in der Öffentlichkeit eine Szene machte.

Sagen wir mal, es gab in Ihrer Familie zwar Schwierigkeiten, doch zu Thanksgiving versammelten sich alle im Haus Ihrer Oma und alle Streitereien und Auseinandersetzungen hörten auf. Die Anspannung löste sich auf wie Butter, die auf Kartoffelpüree schmilzt. Es herrschte Harmonie und alle genossen es, gemeinsam zu essen und in Erinnerungen an die guten alten Zeiten zu schwelgen. Wenn Sie jetzt als Erwachsener eine Auseinandersetzung mit einem Familienmitglied haben oder wenn die „Familie" innerer Stimmen in Ihrem Geist sich streitet und Sie kritisiert, überessen Sie sich vielleicht mit Absicht, bis Sie zu vollgestopft zum Denken sind und die Stimmen vorübergehend schweigen.

Das nennt man „Selbstberuhigung". Dabei wird Essen benutzt, um unangenehme Gefühle und innere Stimmen zu überdecken oder zu zerstreuen. Doch sie werden sich nicht lange still verhalten. Sobald Sie von Ihrer essensbedingten Lethargie erwachen, haben sie frischen Brennstoff für ihre Selbstkritik.

Diese Verhaltensweisen nach dem Motto: „Iss schnell und lauf dann weg", oder: „Nimm ständig Snacks zu Dir, um Hunger zu vermeiden", oder „Iss bis zur Besinnungslosigkeit" waren gute Strategien, als Sie noch ein Kind waren und in einer unausweichlichen und oft verletzenden Situation taten, was Sie konnten. Lebensmittel auf diese Weise zu benutzen ist jedoch keine gesunde Art zu essen und wird Sie nicht glücklich machen.

Führt es dazu, dass man mehr oder weniger isst, wenn Essen in der Kindheit mit Stress verbunden war? Das ist unterschiedlich. Die alte Verknüpfung von Essen mit Sorge könnte dazu führen, dass Sie den Appetit verlieren und weniger essen. Beim Anblick oder Geschmack bestimmter Speisen, die Sie als Kind gegessen haben, könnte Ihr Körper mit einem schnelleren Herzschlag, Übelkeit oder der Ausschüttung von Stresshormonen reagieren. Stellen wir uns vor, Sie kommen nach einem langen, angespannten Meeting spät nach Hause und Ihr Partner oder Ihre Partnerin muss eine selbstgekochte, aber inzwischen kalt gewordene Mahlzeit wieder aufwärmen. Ihr Magen krampft sich zusammen, bevor das Essen kommt, und Sie bekommen es einfach nicht hinunter. Daraufhin fühlt sich ihr Partner (oder Ihre Partnerin) enttäuscht und gekränkt. Ihr Bauch spürt weiterhin die Anspannung in der Luft, Sorge vermischt mit dem unangenehmen Gefühl des nagenden Hungers, und Sie gehen früh mit Magenschmerzen ins Bett.

Jedoch könnte die alte Verknüpfung von Sorge mit Essen auch den gegenteiligen Effekt haben. Sie könnte ebenso gut dazu führen, dass Sie mehr essen, vor allem mehr Speisen, die Ihrer Seele guttun. Vielleicht kommen Sie unglücklich nach Hause, weil Sie mit dem Ergebnis einer Woche harter Arbeit unzufrieden sind, und Sie überessen sich, bis Sie nichts mehr spüren, und sehen sich dann einen lustigen Film im Fernsehen an. In dem Film geht es um einen Mann, dem in seinem Job gekündigt wird und der schließlich bei den Obdachlosen unter einer Brücke lebt. Sie finden das gar nicht so lustig. Ja, Sie machen sich schon wieder Sorgen, deshalb wühlen Sie im Kühlschrank herum und finden eine offene Zweiliterpackung Mokka-Karamell-Eis, das Sie verstohlen am Spülbecken stehend essen. Als Sie Ihre cholesterinsenkende Tablette nehmen, sehen Sie im Badezimmerspiegel einen Schokoladenfleck um Ihren Mund und werden sich bewusst, wie viel Fett Sie gerade zu sich genommen haben. Sie legen sich zu Ihrer Partnerin oder Ihrem Partner ins Bett und haben ein schlechtes Gewissen und gleichzeitig das Gefühl, sich verteidigen zu müssen.

Auf diese Weise wird die Suppe alter Konditionierung, die auf der unterbewussten Ebene fortwirkt, in unserem Leben mit neuen Zutaten umgerührt, so dass ein bitterer Eintopf anhaltenden Leids entsteht.

Eine verbreitete Art der Konditionierung besteht darin, dass Kindern gesagt wird: „Iss deinen Teller leer!" Das wirkt sich besonders stark aus, wenn man uns ein schlechtes Gewissen wegen unterernährter Kinder auf der anderen Seite des Globus macht. Wir werden aufgefordert, die Signale unseres Magens zu ignorieren und uns statt dessen auf das Signal eines leeren Tellers zu verlassen, um zu entscheiden, wann wir „genug" gegessen haben. Forschungen zeigen, dass genau das bei den meisten Menschen in Nordamerika das Entscheidungskriterium dafür ist, wann sie mit dem Essen aufhören sollen. Wenn sie gefragt werden, wonach sie das entscheiden, antworten nur zwanzig Prozent, sie richteten sich nach den Hinweisen ihres Körpers, etwa dem Gefühl eines vollen Magens oder dem, keinen Hunger mehr zu haben. Die übrigen achtzig Prozent richten sich nach optischen Hinweisen, etwa danach, ob ein Teller halb oder ganz leer ist. Sie hören auf, wenn der Teller oder die Schüssel – unabhängig von deren Größe – leer ist. Sogar wenn ein Suppenteller so manipuliert ist, dass er sich nie leert, essen die Leute weiter, bis man ihnen sagt, sie sollen aufhören.

Viele Menschen, die in unsere Workshops über Achtsamkeit beim Essen kommen, wissen nicht, woran sie erkennen können, wann ihr Körper mit der Menge, die sie gegessen haben, zufrieden ist. Die einzigen Signale, die sie in der Lage sind zu erkennen, sind „unangenehm hungrig" und „unangenehm vollgestopft". Beim Essen gehen sie über das feinere Signal „satt" hinweg und essen, bis sie Unbehagen verspüren, weil ihr Magen allzu voll ist. Sie essen ständig zu viel und nehmen daher zu, besonders, wenn sie viele kalorienreiche Lebensmittel zu sich nehmen. Eine Magenverkleinerung wirkt zum Teil dadurch, dass die Signale vom Magen-Darm-Trakt so sehr verstärkt werden, dass die Patienten sie nicht mehr ignorieren können. Falls sie sich darüber hinwegsetzen und Zucker, Fett oder mehr als eine kleine Menge Nahrung zu sich nehmen, stellen sich Bauchschmerzen, Übelkeit, Erbrechen, Schwäche und Durchfall ein.

Wie kamen unsere Eltern und Großeltern zu der (potentiell tödlichen) Aufforderung an uns, unseren Teller leer zu essen? Vielleicht war das ihre Reaktion auf ihre Erinnerung an den Hunger, den sie gespürt hatten, als sie arm gewesen waren oder während des Krieges oder der Weltwirtschaftskrise. Vielleicht hatten sie sich vorgenommen, ihre Kinder sollten nie Hunger leiden. Ihr Drängen war im Grunde ein Zeichen ihrer Liebe, doch es fühlte sich für ihre Kinder nicht wie Liebe an. Sie fühlten sich dadurch kritisiert, schuldig und verwirrt. Wenn in Afrika Babys verhungern, was ist dann schlimmer: das große Steak auf dem eigenen Teller zu essen oder nicht?

Dieses ständige Drängen im Hinblick auf das Essen kann auch dazu führen, dass die Kinder rebellisch werden. Ich kannte einmal einen intelligenten Universitätsprofessor und seine intelligente Frau, die auf der Regel „Esst euren Teller leer, sonst…" bestanden. Ihre doppelt intelligenten Kinder gehorchten brav, damit sie bald wieder zum Spielen hinaus durften. Sie wurden in der ganzen Nachbarschaft dafür berühmt, wie gut sie sich übergeben konnten. Das war wahrscheinlich nicht das Ergebnis, das die Eltern beabsichtigt hatten.

Hinweise zum Erkennen konditionierter Verhaltensweisen

Die meisten Verhaltensmuster, die sich in der Kindheit bilden, sind harmlos und verschwinden mit der Zeit. Idealerweise werden wir, wenn wir reifer werden, auch flexibler und können konditionierte Verhaltensmuster erkennen und uns davon befreien. Doch viele reaktive Verhaltensmuster sind tief verwurzelt. Sie bleiben verborgen und engen uns ein. Wie können wir erkennen, dass ein altes, konditioniertes Verhaltensmuster aktiviert worden ist? Dafür gibt es verschiedene Hinweise, nämlich: eigentümliches Essverhalten, Ärger, überwältigendes Verlangen und Bewusstseinsverlust.

Eigentümliches Essverhalten

Als Reaktion auf verschiedene Geschehnisse in der Kindheit entwickelt jeder eigene Verhaltensmuster rund ums Essen. Zum Beispiel bestätigen

Forschungen, wie sich die Konditionierung auf die Reihenfolge auswirkt, in der Menschen Lebensmittel essen. Wer das jüngste Kind war oder in einer großen Familie aufgewachsen ist, neigt dazu, das, was er besonders gerne mag, als Erstes zu essen, denn er hat in seiner Kindheit gelernt, damit nicht zu warten, da es sich sonst jemand anders schnappen könnte. Einzelkinder oder die ältesten Kinder einer Familie sind in dieser Hinsicht entspannter und tendieren dazu, ihre Lieblingsspeisen bis zuletzt übrig zu lassen.[2]

Meine Mutter war ein Einzelkind, aber sie aß bei ihrem Kuchenstück immer die Glasur zuerst. Der Grund dafür war, dass sie sich als Kind die Glasur einmal bis zum Schluss aufgehoben hatte. Sie war ganz entsetzt, als meine Großmutter die Glasur mit einer Gabel aufspießte, sich in den Mund steckte und sagte: „Oh, wenn du das nicht essen willst, esse ich es eben." Das erboste kleine Mädchen fasste den Beschluss, sich nie mehr um ihre Glasur betrügen zu lassen. Meine Mutter war sich dieses Verhaltensmusters und der Art, wie es entstanden war, bewusst. Sie konnte darüber lachen. Auch war sie in der Lage, flexibel zu sein und ihre Glasur als Letztes zu essen, ohne nervös zu werden. Doch die meisten unserer konditionierten Verhaltensweisen bleiben unbewusst und uns daher verborgen, es sei denn, jemand macht uns darauf aufmerksam.

Ein Mann, der an einem Workshop über Achtsamkeit beim Essen teilnahm, erzählte, wie er seine Familie verblüfft hatte, indem er während einer angespannten Diskussion über ernsthafte Gesundheitsprobleme unvermittelt aufstand und wegflief, um Eis und Root Beer (ein in den USA beliebtes alkoholfreies, meist mit Kohlensäure versetztes Erfrischungsgetränk mit dem Wurzelrindearoma des Sassafrasbaumes) zu kaufen, obwohl „das niemand brauchte oder wollte". Auf die Frage nach dem Grund für dieses merkwürdige Verhalten erklärte er: „Als ich ein Kind war, gab es nur selten Nachtisch bei uns. Doch ab und zu machte mein Vater, der nie kochte, für uns Root Beer mit darin schwimmendem Vanilleeis. Das war für uns ein Hochgenuss. Wenn ich heute auch nur eine Flasche von Papas Root Beer sehe, kommt mir das wieder ins Gedächtnis und macht mich froh. Mir ist klar geworden, dass ich, als ich hinausflief, um Eis und Root Beer zu kaufen, dachte: ‚Ich bring das in Ordnung. Alles wird wieder gut. Ich mach alle wieder glücklich.'"

Manchmal müssen wir uns auf die Beobachtungen anderer stützen, um uns bewusst zu werden, in welcher Hinsicht unser Essverhalten möglicherweise eigentümlich ist. Mein Vater bemerkte einmal: „Oh, du isst immer noch genauso, wie du es als Kind getan hast. Du hast schon immer alles nur einzeln gegessen." Ich war mir dieses Verhaltensmusters nicht bewusst, doch als ich mich selbst beim Essen beobachtete, merkte ich, dass er recht hatte. Ich erinnerte mich, dass ich es als Kind nie gemocht hatte, wenn die einzelnen Speisen sich berührten. Ich hielt sie auf meinem Teller voneinander getrennt, damit der Rote-Bete-Saft nicht in die Erbsen oder das Apfelmus „blutete". Ich mochte es auch nicht, wenn Geschmäcker sich vermischten, und aß erst alles von einem Lebensmittel auf dem Teller auf, bevor ich mit dem nächsten anfing. Ein Glas Milch drehte ich immer weiter, damit ich nicht zweimal von derselben Stelle trinken musste. Erst als ich mir dieses Verhaltensmusters bewusst wurde, konnte ich die darunter verborgene alte, kindliche Sorge spüren, mich davon lösen und freier werden.

Ärger

In dem Zen-Kloster, wo ich lebe und lehre, wird das Essen den Tisch hinunter gereicht und dann auf einen Seitentisch gestellt, während wir singen und dann schweigend die erste Portion essen. Danach wird das Essen wieder zurück nach oben gereicht, damit sich jeder, der möchte, noch eine zweite Portion nehmen kann. Bei den Workshops über Achtsamkeit beim Essen merkten manche Leute, dass Ärger in ihnen aufstieg, wenn das Essen zum zweiten Mal herumgereicht wurde. Oft kann ich vorhersagen, wer diese Leute sind, denn sie blicken unwillkürlich den Tisch entlang, um zu sehen, welche und wie viele Speisen kommen und wie viel sich die anderen nehmen.

In einem Gespräch nach dem Essen sagte eine Workshopteilnehmerin, ihr habe die Lasagne wirklich gut geschmeckt und sie habe auf eine zweite Portion gehofft, doch als die Form bei ihr ankam, war alles weg, und sie ärgerte sich. Sie berichtete uns:

Das Komische ist, mein Magen war mit der Menge an Lasagne, die ich schon gegessen hatte, vollkommen zufrieden, aber mein Geist wollte mehr. Dann fiel mir ein, wie ich mich als Kind gefühlt hatte. Ich war das jüngste von fünf Kindern. Meine großen Brüder schnappten sich das Essen immer sofort, wenn es auf den Tisch kam, und ich musste schnell sein, wenn ich überhaupt etwas abbekommen wollte. Ich merke, dass ich, wenn ich gemeinsam mit anderen Menschen esse, immer ein Auge darauf habe, dass sie nicht mehr nehmen als ihren „gerechten Anteil".

Manche Überlebende von Konzentrationslagern berichten, sie würden ganz unruhig, wenn sie für Essen Schlange stehen müssten oder sähen, wie Lebensmittel weggeworfen würden, selbst wenn sie verdorben seien; ebenso machen sie sich oft Sorgen, wenn Essen nicht ohne weiteres zur Verfügung steht.[3]

Überwältigendes Verlangen

Als ich einmal freitagabends von der Arbeit nach Hause fuhr, merkte ich, dass meine Beziehung zu einem bestimmten Lebensmittel durcheinander geraten war. Es war eine harte Woche gewesen, viel zu viel Leid war uns im Rahmen unseres Programms zum Schutz vor Kindesmisshandlung begegnet. Ich hatte mich auf ein entspannendes Wochenende zu Hause gefreut, als eine halbe Stunde, bevor wir normalerweise schlossen, ein Notfall gemeldet wurde, eine Vergewaltigung. Solche Fälle kann man nicht unter Zeitdruck bearbeiten, vor allem, wenn man Beweismaterial sammelt. Als wir fertig waren, war es acht Uhr. Ich fuhr über die Autobahn nach Hause und merkte, wie ich das Auto im Geiste nach... Schokolade durchsuchte! Hatte ich noch welche in meiner Handtasche? Nein, die hatte ich gestern gegessen. Ich dachte an das Handschuhfach. Eine einhändige Suche ergab nichts und weder ein Kramen in beiden Kartenfächern noch ein Herumtasten zwischen den Staubflusen unter den Sitzen führte zum Erfolg. Sollte ich an einem Laden anhalten und mir eine minderwertige Milchschokolade besorgen oder lieber warten, bis ich nach Hause kam, wo ich einen Löffel aus dem Glas mit Nutella für Notfälle, das ich ganz hinten im Vorratsschrank versteckt hatte, essen konnte?

Mein Geist war von dem überwältigenden Verlangen nach einem Lebensmittel, Schokolade, ganz besessen. Fast alle Leute lachen, wenn ich diese Geschichte erzähle. Es ist ein Lachen des Erkennens. Dann gestehen sie, dass auch sie nach einem bestimmten Lebensmittel „süchtig" sind. Sie merken, dass dieses Lebensmittel ihnen „zuruft", wenn sie unglücklich sind, und dass sie mehr davon essen, als sie „sollten". Oft essen sie es schneller als normal und fühlen sich danach unangenehm voll, haben ein schlechtes Gewissen oder schämen sich.

Bewusstseinsverlust

Zwar ist es recht verbreitet, dass sich Menschen ab und zu überessen, vor allem an Festtagen und bei Feiern, doch Menschen mit einer bestimmten Essstörung werden alle paar Tage von Essattacken heimgesucht, die außerhalb ihrer Kontrolle liegen, und nehmen in ein oder zwei Stunden Tausende von Kalorien zu sich. Vielleicht sind sie sich darüber im Klaren, dass ihr Ziel darin besteht, das Bewusstsein zu verlieren, schmerzliche Gefühle, Angst, Einsamkeit und das Gefühl, zu versagen, vorübergehend zu vergessen. Manchmal essen wir, um das Bewusstsein zu verlieren, und manchmal verlieren wir beim Essen das Bewusstsein. Beides kann auf verborgene Verhaltensmuster im Bereich des Essens hindeuten.

Als ich als Assistenzärztin in Achtundvierzig-Stunden-Schichten arbeiten musste, ging ich nachts in die Röntgenabteilung, legte mich auf die warme Entwicklungsmaschine und aß einen gefrorenen Schokoriegel. Ich mag diese Schokoriegel nicht einmal, aber der kalte, cremige Zucker und das warme Metall halfen mir, meinen körperlichen und geistigen Stress zu betäuben, so dass ich weiter mit anderen, denen es viel schlimmer ging als mir, arbeiten konnte.

Beim achtsamen Essen geht es nicht darum, dass wir uns verbieten, Essen je auf diese Weise zu benutzen. Vielmehr geht es darum, die verführerische Macht der Verlockung, das Bewusstsein zu verlieren, wahrzunehmen. Indem wir unsere Wahrnehmung schärfen, schaffen wir einen größeren Rahmen um das Geschehen in unserem Körper-Geist-Komplex. Dieser größere Rahmen gibt uns Flexibilität, die Freiheit, unser Leben selbst zu bestimmen. Mit jeder bewussten Entscheidung – ganz gleich, ob wir nun letztlich einen Schokoriegel oder einen eiweißreichen Milchshake wählen – erreichen wir mehr geistige Gesundheit für unser Leben.

Die Macht des Gewahrseins

Wie können wir an der unbewussten Konditionierung arbeiten, um uns aus ihrem schmerzlichen Griff zu befreien? Gewahrsein ist der Schlüssel dazu. Unser Wunsch, wach zu sein und klar zu sehen, wie unser blinder Fleck bei uns selbst und anderen zu Leid führt, muss stärker sein als unser Wunsch, unser Leben per Autopilot ablaufen zu lassen. Dies ist keine einfache Entscheidung, die man einmal trifft und nach der man sich dann immer richten kann. Es ist eine Entscheidung, vor der wir immer wieder stehen werden.

Meistens sprechen wir über Ärger im Sinne eines destruktiven Gefühls, das wir auflösen sollten. Doch Ärger kann ein wichtiger Lehrer sein. Er ruft uns auf, wach zu werden, weist darauf hin, dass ein unbewusstes Muster aktiviert worden ist, dass unsere Illusionen, das unsichtbare Schutzschild unseres Ichs, einen Stoß bekommen haben. Sobald sie einen Stoß bekommen haben, sind sie nicht mehr unsichtbar. Wir können beginnen, sie wahrzunehmen, und uns daran machen, sie zu lösen. Wenn mir jemand zum Beispiel einen Teller Essen serviert, auf dem der Rote-Bete-Saft in den Salat läuft und das Kartoffelpüree rot färbt, denke ich vielleicht entrüstet: „Sie ist nicht gerade ein ordentlicher Mensch."

Doch wenn ich mir der Vorgänge in meinem Kopf bewusst werde, merke ich, dass sich noch etwas anderes abspielt. Ich kann die „Hitze" dieses inneren Urteils spüren. Ich kann hören, wie in meinem Geist eine Geschichte entsteht, die meinen Ärger bestätigt. „Ja", sagt mein Geist zu sich selbst, „mir ist aufgefallen, dass der Mülleimer in ihrem Bad nicht geleert war, als wir kamen." Mein Geist beginnt in seiner Sammlung alter Klagen herumzuwühlen. Wenn ich die Geschichten aufhören lassen kann und zu der Wirklichkeit eines Tellers mit Essen in meinen Händen, dem Gewicht, den Aromen, den Farben, den Formen zurückkehren kann, kann ich es genießen, diese Speisen zu essen, und Dankbarkeit für den Menschen empfinden, der es zubereitet und mir serviert hat.

Dann kann ich wieder sehen, dass das Leid seinen Ursprung bei mir selbst hat. „Oh, das ist nur ein Teller mit Farben und Formen. Es ist ein Geschenk. Er hat meine alte Sorge darüber, dass sich verschiedene Speisen nicht berühren sollten, wieder erweckt. Ich kann diesen ausgetretenen geistigen Weg sehen und werde ihn heute Abend nicht gehen. Ich bleibe bei dem, was ist – hier und jetzt."

Wie können wir alte Verhaltensmuster durchbrechen? Die Antwort ist täuschend einfach, jedoch nicht so leicht umzusetzen. Wir durchbrechen alte Gewohnheiten, indem wir sie wahrnehmen und uns nicht rühren. „Wahrnehmen und sich nicht rühren" bedeutet nicht zu sprechen, mit dem Körper überhaupt nichts zu tun. Den Mund oder Körper zu bewegen, ist das, was Buddhisten als Karma bezeichnen. Wenn wir vor einem automatischen Verhalten innehalten, wenn wir eine Lücke zwischen einen Gedanken und der Handlung oder den Worten, die gewöhnlich darauf folgen, entstehen lassen, klemmen wir einen Keil in die Tür zu dem Gefängnis aus Tausenden konditionierter Verhaltensmuster. Irgendwann, nach jahrelanger Übung, wird die Tür weit offen stehen. Wenn die alten Verhaltensmuster an die Oberfläche kommen, können wir uns frei entscheiden. Wir können dann sogar über die Absurdität der vielen finsteren Gedanken in unserem Geist lächeln.

ÜBUNGEN
Konditionierung im Bereich des Essens wahrnehmen

Sinnvoll ist es, anzufangen, indem Sie sich erinnern, wie Sie Mahlzeiten als Kind erlebt haben. Suchen Sie sich einen Partner für diese Übung. Schildern Sie Ihrem Partner, wie eine typische Mahlzeit ablief, als Sie zwischen fünf und zehn Jahre alt waren. Fangen Sie mit dem Frühstück an. Wenden Sie sich später dem Mittag- und dann dem Abendessen zu. Ihr Partner kann Ihnen auf die Sprünge helfen, indem er bei Bedarf Fragen stellt: Wo haben Sie gegessen? Wer war anwesend? Wie war der Geräusch- und Aktivitätspegel? Wer hat das Essen zubereitet? Wie wurde es serviert? In welcher Stimmung aßen Sie? Worüber wurde gesprochen? Wer sprach hauptsächlich? Wie lange dauerte die Mahlzeit? Wie standen die Leute auf und wie gingen sie weg? Hatten Sie als fünf- bis zehnjähriges Kind irgendwelche Pflichten im Bereich des Kochens, Essens oder Wegräumens? Drehen Sie danach die Rollen um, so dass Ihr Partner die Übung macht, während Sie zuhören und Fragen stellen.

Fragen Sie jemanden in Ihrer Kernfamilie, wie Mahlzeiten abliefen, als er zwischen fünf und zehn Jahre alt war. Es ist wichtig, freundlich und urteilsfrei zu fragen, als seien Sie ein Akademiker, der eine wissenschaftliche Untersuchung durchführt. Sie können diesem Unternehmen einen neutralen Rahmen geben, indem Sie sagen, Sie wollten die Geschichte der Familie zusammentragen und mehr über das Leben Ihrer Eltern oder anderer Verwandten erfahren.
Wenn Sie Ihre Eltern oder Großeltern fragen, können Sie etwas über deren Konditionierung im Bereich des Essens und darüber, wie das an Sie weitergereicht wurde, erfahren. Wenn Sie einen Bruder oder eine Schwester fragen, bekommen Sie vielleicht eine andere Perspektive zu den Essgewohnheiten Ihrer Familie zu hören.

Berichten Sie Ihrem Partner von so vielen Regeln rund um Lebensmittel, das Essen und Tischmanieren, wie Ihnen aus Ihrer Kindheit noch einfallen. Zum Beispiel: „Iss deinen Teller leer, sonst…", „Es gibt keinen Nachtisch, wenn du nicht…", „Kaue nicht mit offenem Mund", oder: „Kinder soll man sehen, nicht hören." Erzählen Sie Ihrem Partner von Ihrer Reaktion auf diese Regeln bis heute. Halten Sie die Regeln noch immer in Ehren oder haben Sie sie abgewandelt oder sich dagegen aufgelehnt?

Fragen Sie mindestens eine Person, die Sie kannte, als Sie zwischen fünf und zehn Jahre alt waren, was für eine Art Esser Sie waren. Falls Sie einen Elternteil oder ältere Geschwister befragen, können Sie sich nach Ihren Essgewohnheiten von Geburt an und über die gesamte Kindheit erkundigen.
Können sie Ihre Essgewohnheiten in einem Wort beschreiben? In einem Satz? Hatten Sie irgendwelche körperlichen Probleme rund ums Essen? Koliken?

Reflux? Magenschmerzen? Durchfall oder Verstopfung? Gab es Lebensmittel, die Sie gehasst oder geliebt haben? Woher wussten sie das?

Hinweis: Dies ist ein etwas riskantes Unterfangen, da Sie unangenehme Dinge über sich selbst zu hören bekommen könnten. Denken Sie daran, dass das, was Sie hören, nur ein Blickwinkel ist und dass es so viele Blickwinkel wie Menschen gibt. Die Ansicht eines Menschen über den, der Sie einmal waren, kann schmeichelnd, interessant oder bestürzend sein, aber sie ist nur ein sehr kleiner Teil der Wahrheit.

Wir müssen zum Wissenschaftler und zum Versuchstier werden. Wir müssen unsere halb verdeckten Verhaltensmuster rund um das Essen aufdecken wollen, um Freiheit von automatischen Verhaltensweisen erreichen zu können. Wir müssen neugierig und urteilsfrei an diese interessante Konstruktion, die wir „Ich" nennen, herangehen.

Darben oder Prassen (Essattacken und Diäten)

Ein Bereich besonders starker Konditionierung hat mit Essattacken und Diäten zu tun. Wenn wir diese Impulse betrachten, stellen wir fest, dass sie nicht nur in unseren persönlichen Lebenserfahrungen, sondern in der kollektiven Menschheitsgeschichte verwurzelt sind.

„Ich bin auf Diät, seit ich vierzehn bin", erzählte Curt. „All die Jahre lang ist es ein täglicher Kampf gewesen, immer hab ich die Zähne zusammenbeißen müssen. Vom ersten Augenblick des Tages an, wenn ich aufwache und zum Frühstück nicht das essen darf, was ich will, über den ganzen Tag bis zum Abend, wenn ich mit mir darüber diskutiere, dass ich gern ein zweites Abendessen hätte, ist es ein erbitterter, ständiger Kampf." Curt stellte fest, dass es ihm half, den Overeaters Anonymous beizutreten. „Ich hörte auf, Diät zu halten, wurde abstinent* und nahm fast fünfunddreißig Kilo ab. Doch dann machte ich den Fehler, eine

---

* Curt benutzt zwar das Wort „abstinent", doch dieser Begriff bezeichnet eher eine Lösung von Alkohol- oder Drogensucht als von einer Esssucht. Wir müssen essen, um zu leben. Es ist wichtig, sich darüber klar zu werden, dass es im Grunde viel schwerer ist, den Konsum von etwas, das man suchtartig benutzt, zu reduzieren, als ganz damit aufzuhören.

Schüssel Eis zu essen, und nahm schließlich diese fünfunddreißig Kilo wieder zu." Curt sagte, er habe wieder gekämpft, sei wieder „abstinent geworden" und habe die fünfunddreißig Kilo wieder abgenommen. „Doch dann aß ich bei einem Wochenendworkshop ein Plätzchen, weil sie auf dem Teetisch lagen und alle Leute Plätzchen aßen, und aus diesem Plätzchen wurden wiederum elf Kilo."

Das ist die „Alles-oder-nichts"-Art, Diät zu halten. Eine „Stimme" in Ihrem Geist übernimmt die Vorherrschaft und setzt Sie auf Diät. Sie teilt Ihnen die Regeln mit, sagt, was Sie tun „sollten" und was Sie nicht tun „sollten". Sie sollten fünf kleine Mahlzeiten zu sich nehmen, Sie sollten das Frühstück auslassen und nur eine große Mahlzeit zu sich nehmen, Eiweiß ist gut, Fett ist schlecht, nein, Fett ist gut, aber Kohlehydrate sind schlecht. Sie dürfen sich eine Süßigkeit nehmen, weil Sie heute Morgen keinen echten Zucker in Ihrem Kaffee hatten, aber Sie dürfen keine Butter und kein Salz auf Ihrem Popcorn essen, weil Sie diese Woche überhaupt keinen Sport getrieben haben und weil Salz dazu führt, dass der Körper Wasser einlagert und Sie dadurch zunehmen.

Früher oder später werden Sie es leid, dass diese Stimme Ihnen ständig zusetzt, und ein Wandel tritt ein. Ein anderer Part oder eine andere Stimme übernimmt die Macht, vielleicht ausgelöst dadurch, dass Sie sich ein einziges Plätzchen oder eine Schüssel Eis gegönnt haben. „Was soll's", sagt diese Stimme, „jetzt hast du es sowieso verpatzt, also kannst du ebenso gut damit weitermachen." Plötzlich reißen Sie sich aus dem eisernen Griff der strikten Disziplin los und gönnen es sich, alles zu essen, worauf Sie Lust haben, und essen eine Menge davon.

Zwischen Fasten und Schlemmen hin- und herzupendeln, was auch als „Jo-Jo-Effekt" bezeichnet wird, wird für viele Menschen eine Art zu leben. Es ist eine frustrierende, anstrengende und zermürbende Art zu leben. Wenn die innere Stimme, die derzeit nicht die Vorherrschaft hat, jederzeit die Möglichkeit hat, hervorzukommen und die Macht an sich zu reißen, muss man Tag und Nacht auf der Hut sein. Wer möchte sein Leben gleichzeitig als Täter wie als Opfer eines nie endenden inneren Kampfes führen? Der Buddha sagte, ganz gleich, ob wir nach etwas verlangen oder es hassen, so oder so seien wir wie ein Hund an denselben Pfahl gekettet. Ganz gleich, ob wir bei einer Essattacke Fleisch in uns hineinstopfen oder ob wir ein fanatischer Vegetarier sind, so oder so sind wir an denselben Pfahl gekettet.

Wie können wir die Kette lösen, die uns an das Verlangen nach Lebensmitteln oder den Hass darauf bindet? Wie können wir ein Gefühl stabilen Vertrauens im Bereich des Essens erreichen, in körperlicher wie in geistiger Hinsicht Frieden finden, wenn wir essen? Es kann helfen, wenn wir unsere verborgenen Impulse vom historischen Blickwinkel aus betrachten.

Der alte Trieb zur Völlerei – und die Angst vor einer Hungersnot

Unsere Vorfahren hatten keinen ständigen Nahrungsvorrat. Wenn ein großes Tier – ein Wal, ein Bison, ein wolliges Mammut oder ein Elefant – erlegt wurde, schlugen sich alle den Bauch voll. Es gab keine Kühlung, keine Möglichkeit, das, was übrig blieb, frisch zu halten. Nach ein paar Tagen würde das Fleisch anfangen zu verrotten und es konnte Wochen oder Monate dauern, bis wieder ein großes Tier erlegt wurde, daher mussten rasch große Mengen gegessen und dann für Zeiten des Mangels, die mit Sicherheit kommen würden, im Körper eingelagert werden. Dies ist eine alte, atavistische Erinnerung, die uns drängt, jetzt so viel zu essen, wie wir nur können, auch wenn wir keinen Hunger haben, nur für den Fall, dass morgen nichts zu essen da ist. Dabei spielt es keine Rolle, ob wir persönlich je die Erfahrung gemacht haben, nichts zu essen zu haben, oder ob unsere Eltern und Großeltern immer genug zu essen gehabt haben – tief in unserem primitiven Gehirn ist die Angst vor Hunger und Nahrungsknappheit verwurzelt.

Trotz der Weiterentwicklung der Landwirtschaft und der technologischen Fortschritte, durch die der Ernteertrag im Lauf der Menschheitsgeschichte gesteigert werden konnte, sind Hungersnöte noch immer eine Realität im Leben vieler Menschen. In alten wie in neuen Zeiten gibt es zahllose Beispiele für den Hungertod vieler Menschen. Vor über dreitausend Jahren erlebte Ägypten eine mehrere Jahrzehnte andauernde Dürreperiode. In einem von einem Herrscher verfassten autobiographischen Text aus dieser verheerenden Zeit heißt es: „Ganz Oberägypten starb vor Hunger und die Menschen aßen ihre Kinder." Das Alte Testament schildert sieben magere Jahre in Folge und Plagen von Heuschrecken, welche die gesamte Ernte auf den Feldern auffraßen. Walter Mallory, ein in der Hungerhilfe tätiger Beamter, hat notiert, dass die chinesischen Schreiber sorgfältig 1.828 Hungersnöte von 108 v. Chr. bis 1911 n. Chr. aufzeichneten – fast eine Hungersnot pro Jahr.

In den letzten sechzig Jahren haben Hungersnöte 30 Millionen Menschen in China, drei Millionen in Nordkorea und eine halbe Million Menschen in Äthiopien das Leben gekostet. Im 21. Jahrhundert stirbt alle fünf Minuten irgendwo auf der Welt ein Kind an Hunger. Von allen Kontinenten scheint nur Nordamerika von dem Schrecken verbreiteter Hungersnöte verschont worden zu sein. Dennoch geht eins von acht amerikanischen Kindern hungrig zu Bett, und bei einem von sechs älteren Menschen ist die Ernährung unzureichend. Fast die Hälfte der Bürgermeister amerikanischer Städte berichtet, dass sie den Nahrungsbedarf ihrer sozial schwächsten Bürger nicht decken kann. Auch in Deutschland ist die Kinderarmut in den letzten Jahren dramatisch angewachsen.

Die Angst vor Nahrungsknappheit und der instinktive Zwang zu essen, solange genug zu essen da ist, sind daher selbst in unserer Zeit nicht unbegründet, und zusammen bilden diese Gefühle einen unserer primitivsten und mächtigsten Triebe.

Zu diesen alten, in unseren Zellen verwurzelten Ängsten vor dem Hungertod kommt hinzu, dass viel mehr Menschen, als man vielleicht denken würde, in ihrem eigenen Leben Nahrungsknappheit und bedrohlichen Hunger erlebt haben. Diese quälenden Erinnerungen bestätigen und verstärken die atavistischen Ängste in Form einer leisen Stimme, die sagt: „Weißt du noch, als du Hunger gehabt hast? Das könnte wieder passieren. Iss lieber, was du kannst, solange etwas im Kühlschrank ist."

Erfahrungen von Entbehrungen

Vielleicht glauben Sie, niemand, den Sie kennen, habe je wirklich Hunger leiden müssen, doch wahrscheinlich täuschen Sie sich. Das wurde mir erst klar, als ich anfing, Workshops über Achtsamkeit beim Essen zu leiten, und Geschichten von frühen Entbehrungen, selbst in Mittelschichtfamilien, hörte. Während die Teilnehmer der Gruppe zögernd ihre Geschichten erzählten, wurde ihnen oft bewusst, wie ihre sie selbst abstumpfenden Verhaltensmuster rund um das Essen entstanden waren. Je jünger jemand gewesen war, als er diese Erfahrungen im Bereich des Essens gemacht hatte, umso stärker war meist das reaktive Verhaltensmuster. Drei Beispiele:

Joshs Geschichte

Als Josh sechs war, starb sein Vater an Darmkrebs. In den Jahren davor war sein Vater ständig abwechselnd im Krankenhaus und zu Hause und Familienmahlzeiten fanden in dem Chaos kaum statt. Nach dem Tod seines Vaters versank seine Mutter, eine Grundschullehrerin, der für ihre Arbeit schon Preise verliehen worden waren, in tiefe Depressionen. Zwar gelang es ihr noch, sich für den Arbeitstag an der Schule zusammenzureißen, doch wenn sie nach Hause kam, hatte sie keine Energie mehr, um zu kochen oder auch nur um Lebensmittel für die Küche zu beschaffen. Josh erinnert sich, wie sie jahrelang ständig weinte, bevor sie schließlich wieder heiratete. Sie traf eine unglückliche Wahl und entschied sich für einen Mann, der sie und Josh beschimpfte. Josh lebte von den Lebensmitteln, die er für sich ergattern konnte: Erdnussbutter, Spaghetti mit Tomatensauce in Dosen, gezuckerte Frühstücksflocken, Croutons aus einem Karton, Wurst, Milch und Pop-Tarts-Keksen.

Heute als Erwachsener hat er das Gefühl, dass die Lebensmittel, die ihn in seiner einsamen Kindheit nährten, seiner Seele gut tun, sogar trockene Croutons. Er sagt von sich selbst, er sei „süchtig" nach Erdnussbutter. Er hat einen Monat lang darauf verzichtet, um sich seiner Angst, ohne sie auskommen zu müssen, zu stellen. Durch Üben von Achtsamkeit beim Essen ist sich Josh bewusst geworden, dass manche Speisen Trost spenden können. Er ist in der Lage, sie mit einem Bewusstsein für ihr besonderes Potential zu verwenden, ohne sich zu überessen.

Lydias Geschichte

Lydia wurde von Eltern großgezogen, die noch Teenager waren, als sie sie zeugten. Sie war das erste von fünf Kindern, die in engem Abstand voneinander geboren wurden. Kinder, die Kinder großzogen. Ja, alkoholsüchtige Kinder, die Kinder großzogen. Lydia erzählte uns, dass ihre Eltern manchmal tagelang verschwanden, um mit Freunden zu trinken. Lydia wurde beauftragt, sich um die kleineren Kinder zu kümmern. Sie erinnert sich, wie sie in einem Haus, in dem es nichts zu essen gab, vor Hunger weinten. Sie gab ihnen aus dem Gefrierfach geschabtes Eis zu essen, aromatisiert mit Vanille, dem einzigen, was sie in einem sonst ganz leeren Schrank finden konnte. Heute liebt es Lydia, zu kochen, zu essen und andere mit Essen zu versorgen. Ihre Erinnerungen an die Zeit, als sie beinahe verhungert wäre, sorgen dafür, dass ihr Gewicht trotz vieler Diätphasen nicht unter 135 kg sinkt. Sie leidet an unbehandeltem Diabetes und Bluthochdruck und denkt über eine Darmbypass-Operation nach. Sie weiß, dass sie nach dem Eingriff sehr darauf achten muss, was sie isst, und dass sie nur sehr kleine Portionen wird essen können. Zur Vorbereitung auf die Operation lernt sie achtsames Essen.

Erikas Geschichte

Bei Erikas Geburt waren ihre Eltern schon älter. Erika litt an einer Gesundheitsstörung, die zu einer rauen, schuppigen, entzündungsanfälligen Haut führte. Ihre strenge, kritische Mutter war nicht in der Lage, für sie zu sorgen, und so wurde sie im Alter von sechs Monaten in einem Säuglingsheim untergebracht. Dort wurde sie krank und kam ins Krankenhaus, wo sie durch eine Nasensonde ernährt wurde. Leider war es damals üblich, Eltern ihre Kinder im Krankenhaus nicht besuchen und erst recht nicht bei ihnen übernachten zu lassen, aus Angst, das kranke Kind aufzuregen. Erika kam erst wieder nach Hause, als sie ein Jahr alt war.

Während eines langen Meditationsaufenthaltes fühlte sich Erika plötzlich in ihre Säuglingszeit zurückversetzt. Sie erlebte sich selbst als ein kleines Wesen in einem riesigen, kalten Bett, zu schwach, um irgendetwas außer ihren Augen zu bewegen. Ein kaltes, helles Licht schien ihr in die Augen. In regelmäßigen Abständen kam ein Erwachsener, der schlecht roch, zu ihr und fasste sie mit kalten Händen an. Sie erinnert sich: „Unterhalb des Halses war ich hohl und der Magen schien ein leeres Meer des Verlangens zu sein."

Erika kam aus einer Mittelschichtfamilie, aber ihre Eltern missbilligten ihren Berufswunsch und sagten ihr, sie verfüge nicht über die genügende Intelligenz und Ausdauer, um Ärztin zu werden. Sie wurde eine verarmte Studentin und besuchte eine medizinische Hochschule im Ausland. Sie lernte in der Straßenbahn, weil es dort warm war. Sie erzählt, ihre Gedanken hätten immerzu darum gekreist, was und wann sie essen könnte. Sie lernte, wo man die billigsten Lebensmittel kaufen konnte, und betrachtete sehnsüchtig das übrig gebliebene Essen auf Tellern, in Mülleimern oder auf dem Boden von Supermärkten. Oft sah sie, wie Haustiere etwas zu essen bekamen, das sie nur zu gerne hinuntergeschlungen hätte. Sie beneidete Menschen in Restaurants, die mit ihrem Essen so sorglos umgingen, wie sie es einst getan hatte. Bisweilen war die Versuchung, sich etwas von dem Essen zu nehmen, das andere liegen gelassen hatten, „fast unerträglich". Sie fand neue Gefährten, in ihren Worten „alte, bärtige Bettler, merkwürdig gekleidete und hoffnungslose Einwanderer, sorgfältig gekleidete, einsame Alte, die in Mülltonnen herumwühlten, arme Mütter, die im strömenden Regen für Sonderangebote Schlange standen".

Diese Erfahrungen haben ihre Spur des Leids hinterlassen, doch sie haben Erika auch zu einer mitfühlenderen Ärztin gemacht, die in der Lage ist, sich „jederzeit auf diese Sicht der Welt einzustellen, und sich besonders für Essstörungen interessiert". Sie wurde Onkologin und kümmert sich um Krebskranke, die einsamsten und verängstigtsten Patienten. Unter ihnen sind viele Kinder und viele Menschen, die nicht essen können und dahinsiechen.

In diesen Geschichten geht es nicht nur um ungestillten körperlichen Hunger, sondern auch um den ungestillten Hunger des Herzens. Essen und Liebe, die in unserem Denken oft miteinander verbunden sind, werden auf traumatische Weise miteinander verkettet, wenn Eltern einem Kind sowohl kalorische als auch emotionale Nahrung vorenthalten.

Weil Lydia zu einem frühen Zeitpunkt ihres Lebens Entbehrungen erlebte, als ihre Fähigkeit, damit zurechtzukommen, noch gering war, und weil damit das Schuldgefühl, das Leiden ihrer kleinen Geschwister nicht lindern zu können, sowie Wut auf ihre unreifen Eltern verbunden waren, sind ihre Essgewohnheiten vermutlich von einem starken reaktiven Verhaltensmuster geprägt. Die Wahrscheinlichkeit ist hoch, dass sie Essen in sich hineinschlingt, wenn es zur Verfügung steht, dass sie denen, die sie liebt, Essen aufdrängt und dass sie Essen hortet. Weil Erika körperlichen Hunger als Erwachsene erlebte, als sie in der Lage war, die vorübergehende und auch rühmliche Zeit auf der medizinischen Hochschule zu bewältigen, indem sie darüber sprach, ist das reaktive Verhaltensmuster bei ihr möglicherweise weniger stark ausgeprägt. Vielleicht isst sie unwillkürlich eine zweite Portion, auch wenn sie keinen wirklichen Hunger hat, oder sie nimmt die kleine Brezeltüte, die sie im Flugzeug nicht gegessen hat, in der Handtasche mit nach Hause.

Im Rahmen meiner Arbeit habe ich oft erlebt, dass Kindern Nahrung vorenthalten wurde. Ich habe Kinder gesehen, bei denen eine „Gedeihstörung" diagnostiziert wurde, kleine Kinder, die trotz der ernsten Ernährungsratschläge, die wir ihren Eltern gaben, nur schlecht wuchsen. Plötzlich, als sie zwei oder drei Jahre alt waren, schoss ihr Gewicht nach oben. Uns wurde klar, dass sie nun in der Lage waren, an Schränke heranzukommen, selbst den Kühlschrank zu öffnen und sich das Essen zu holen, das sie brauchten. Suchtkranke Eltern, die ihren Appetit verlieren, wenn sie *high* sind, kümmern sich oft nicht um die Ernährung ihrer Kinder. Ich habe mit Kindern gesprochen, die im Alter von sechs oder sieben Jahren anfingen, sowohl für sich selbst als auch für ihre jüngeren Geschwister etwas zu essen zuzubereiten. Ihre Eltern waren entweder *high* oder schliefen ihren Rausch aus und vergaßen, ihren Kindern Essen zu geben. Diese Kinder haben vielleicht keine bewusste Erinnerung daran, dass sie gehungert haben, doch in ihrem Unbewussten bleibt die Erinnerung haften. Es kann sein, dass sie den starken Drang spüren, mehr zu essen, als sie momentan brauchen, für den Fall, dass es morgen oder die ganze nächste Woche nichts zu essen gibt. Diese frühen Erfahrungen, „nicht genug" gehabt zu haben, sind starke Formen der Konditionierung. Wenn nicht genug Nahrung mit nicht genug Liebe verknüpft ist, sind die Auswirkungen doppelt tiefgreifend.

Wie man an der Angst vor Hunger arbeiten kann

Die alte Angst vor dem Hungertod war für das Überleben so notwendig, dass sie Teil unserer Zellen geworden zu sein scheint. Wenn diese primitive Sorge, die über zahllose Generationen an uns weitergegeben wurde, sich in unserem Leben mit tatsächlichen Erfahrungen von Mangel verbindet, können scheinbar aus dem Nichts heraus starke Gefühle entstehen, die uns drängen zu essen. Solange unser Verhalten von den Erinnerungen unserer Ahnen, von unserem Unbewussten und von konditionierten Verhaltensmustern beherrscht wird, sind wir nicht frei.

Wie können wir uns von den Konditionierungsmustern, die seit vielen Jahren, sogar seit vielen Generationen wiederholt worden sind, befreien? Wir beginnen mit Achtsamkeitsübungen. Diese Übungen und unsere Gruppendiskussionen darüber können uns helfen, verborgene Gedanken und automatische Verhaltensweisen aufzudecken. Sobald wir sie ans Licht des Bewusstseins bringen, werden sich diese Verhaltensmuster ändern. Vielleicht ändern sie sich nur langsam, doch sie werden nicht mehr die Macht über uns haben, die sie hatten, als sie im Dunkel unseres Unbewussten agierten, wohin das Licht unseres Bewusstseins nicht zu dringen vermochte.

Ich wiederhole, eine kleine Änderung ist alles, was nötig ist, eine kleine Änderung des Bewusstseins, eine kleine Änderung des Verhaltens. Die Anthropologin Margaret Mead hat beobachtet, dass eine Sitte, beispielsweise die, freitags Fisch zu essen, in einer Kultur jahrelang unverändert bestehen kann. Doch sobald jemand aus dieser Kultur heraus in eine andere reist und sieht, dass es die Möglichkeit gibt, Dinge anders zu tun, ist die alte Sitte zum Untergang verurteilt. Vielleicht dauert es mehrere Jahrhunderte, aber schließlich ändert es sich. Die Leute fangen an, freitags Hühnchen oder dienstags Fisch zu essen. Dasselbe gilt auch für unsere individuellen Gewohnheiten. Solange unsere Verhaltensmuster hinter den Kulissen verborgen sind, bleiben sie unverändert bestehen. Wenn wir sie aber auf unsere geistige Bühne heraufholen und vom Scheinwerferlicht des Bewusstseins beleuchten lassen, werden sie sich zwangsläufig ändern.

Sobald uns beispielsweise klar wird, dass wir uns stets mit Vanilleeis beruhigen, wenn wir gestresst sind, verliert diese Gewohnheit ihre Macht über uns. Der nächste Schritt besteht darin, unser Verhalten zu ändern.

Wenn es uns gelingt, den Impuls, auf ungesunde Weise zu essen, wahrzunehmen und ihm *nicht* nachzugeben, und sei es nur ab und zu, so ist das wundervoll. Dies könnte bedeuten, das Vanilleeis nicht zu essen, es durch gefrorene Mangoscheiben zu ersetzen oder es einfach erst eine halbe Stunde später zu essen. Unterschätzen Sie die kleinen und nur gelegentlich auftretenden Änderungen in Ihrem Verhalten nicht. Kleine Verschiebungen können letztlich große Auswirkungen haben und uns langsam, aber sicher zu mehr Gesundheit und Gelassenheit hinführen.

ÜBUNG
Sich reaktiver Verhaltensweisen rund um das Essen bewusst werden

Tauschen Sie sich mit einem Partner oder in einer Gruppe über folgende Erlebnisse aus (oder schreiben Sie es in einem Tagebuch auf, falls Sie allein sind):

- Essen als Belohnung
- Essen als Strafe
- Horten von Lebensmitteln
- Entbehrungen oder Hungererfahrungen

Können Sie irgendwelche reaktiven Verhaltensmuster ermitteln, die von diesen Erfahrungen herrühren?

ÜBUNG
Sich der eigenen Gelüste, Ängste und Sorgen rund um das Essen bewusst werden

Für diese Übung brauchen Sie ein Blatt Papier und einen Stift. Teilen Sie das Blatt Papier in vier Spalten ein. Schreiben Sie über die erste Spalte: „Speisen für Krankheiten". Erstellen Sie eine Liste von Speisen, von denen Sie gerne hätten, dass jemand sie für Sie zubereitet, wenn Sie krank sind. Was essen Sie zum Beispiel gern, wenn Sie eine starke Erkältung oder Grippe haben? Schreiben Sie dann in dieselbe Spalte die Speisen, die Ihre Mutter für Sie gemacht hat, wenn Sie krank waren. Sind es dieselben oder andere als die, die Sie sich heute wünschen würden?

Über die zweite Spalte schreiben Sie „Speisen für die Seele". Listen Sie auf, welche Lebensmittel Sie essen, wenn Sie Trost brauchen. Es hilft, sich zu fragen: „Wenn ich mich nach einem harten Tag nach Hause schleppe, denke ich: ‚Was ich jetzt wirklich brauche, ist…'."

Der dritten Spalte geben Sie den Titel „Sehnsuchtsessen". Erstellen Sie eine Liste der Speisen, an die Sie bei Tagträumen denken, für deren Kauf Sie einen großen Aufwand betreiben oder von denen Sie nie genug bekommen können.

Schreiben Sie über die vierte Spalte schließlich „Gefürchtete und verhasste Speisen". Erstellen Sie eine Liste der Speisen, bei denen Sie sich davor fürchten, sie zu essen, oder die Sie besonders verabscheuen. Diese Furcht kann mild ausgeprägt sein, etwa wenn Sie die Speise einfach meiden, oder stark ausgeprägt, etwa wenn Sie bei ihrem Anblick oder Geruch Unbehagen oder sogar Wut empfinden. Wissen Sie, warum Sie bestimmte Speisen nicht mögen oder verabscheuen?

Falls Sie mit einem Partner oder in einer Gruppe arbeiten, lesen Sie sich diese Listen gegenseitig vor. Gibt es irgendwelche Ähnlichkeiten oder Überschneidungen in den Listen der verschiedenen Personen?

Zucker, Salz und Fett: Ein (un)heiliges Trio?

Ein weiterer wichtiger Aspekt bei der Erforschung unserer Essgewohnheiten besteht darin, unser Verlangen nach dem, was wir als „die großen Drei" bezeichnen könnten – Zucker, Salz und Fett –, zu betrachten. Sie bilden ein unheiliges und höchst profitables Trio. Die Fast-Food-Industrie hängt von unserem unersättlichen Verlangen nach diesen Dreien ab: dem beruhigenden Geschmack der Süße, dem würzigen Geschmack von Salz und dem Geschmack nach Frittiertem und der cremigen Konsistenz von Fett. Wenn sie im Übermaß verzehrt werden, spielen sie bei vielen Krankheiten eine Rolle, unter anderem Diabetes, Bluthochdruck, koronarer Herzerkrankung, Fettleibigkeit, Schlaganfall und Leberverfettung. Sie können süchtig machen. Das kann man auch daran sehen, wie schwer es ist, mit Fast Food großgewordene Kinder auf eine gesunde Ernährung umzustellen. Vor kurzem kam mein Enkelsohn aus der High School nach Hause und beschwerte sich: „In der Schule gibt es jetzt nur noch gebackene Pommes frites, und die schmecken nicht so gut wie frittierte." Aus Sorge wegen des weit verbreiteten Übergewichts bei Kindern hatten die Ernährungsberater in unserem Schulbezirk die Friteusen abgeschafft. Warum schmeckt Essen mit weniger Fett und Salz weniger gut, sogar einem Kind? Warum schmeckt Fast Food, in dem das unheilige Trio enthalten ist, in jedem Land, in dem es verkauft wird, besser als traditionelle Speisen und verdrängt diese dadurch zwangsläufig?

Der Grund dafür ist der, dass Zucker, Salz und Fett im Grunde ein heiliges Trio sind. Sie sind überlebensnotwendig für uns. Unser Körper erkennt, dass es kostbare Stoffe sind. Bis vor kurzem waren sie noch schwierig zu beschaffen. Wenn man sich unsere historische Entwicklung und die dieser Lebensmittel ansieht, erfährt man einiges darüber, warum sie im Zentrum unseres Verlangens nach Essen stehen und warum überall auf der Welt die Beziehung von Menschen zu diesen Lebensmitteln unausgewogen wird, sobald sie in unbeschränkten Mengen zur Verfügung stehen.

Zucker und Fett sind Energielieferanten. Wir brauchen ihre Energie, um warme, aktive Lebewesen zu sein und die Billionen winziger Fabriken in unseren Körperzellen in Gang zu halten. Zucker wird schnell aufgenommen und führt zu einem sofortigen Energieschub, jedoch kann er nur in begrenztem Ausmaß für eine spätere Verwendung im Körper gespeichert werden. Wenn wir keinen Zucker zu uns nehmen, reichen unsere Reserven nur für ungefähr sechs Stunden. Fett wird langsamer als Zucker aufgenommen und kann unter unserer Haut und in „Bierbäuchen" gespeichert werden. Der Körper kann Fett in den Zucker Glukose umwandeln, weshalb Fett ein Brennstoff ist, der verzögert freigesetzt werden kann. Für das Überleben unserer Vorfahren im Winter oder in mageren Zeiten war Fett entscheidend. Die dritte Substanz, auf die sich unser Verlangen richtet, Salz, ist wichtig, um den engen gesunden Pegel von Natrium und Chlorid, von dem das Funktionieren all unserer Zellen abhängt, aufrechtzuerhalten. Sehen wir uns unser Verlangen nach jedem Bestandteil des heiligen Trios einzeln an.

Zucker

Warum verlangt unser Mund nach Süße? Im Grunde liegt es daran, dass wir kein Sonnenlicht essen können. Wir sind davon abhängig, dass die Pflanzen die Sonnenenergie in Zucker umwandeln, eine Form, die wir essen und schmecken können. Zuckerrohr (in den Tropen) und Zuckerrüben (in den gemäßigten Zonen) wandeln Sonnenenergie am effizientesten in Zucker um. Süße in Form raffinierten Zuckers ist eine junge Erfindung; konzentrierter Zucker in großer Menge steht dem menschlichen Körper erst seit 150 Jahren in Folge des ausgedehnten Anbaus dieser beiden Pflanzenarten zur Verfügung.

Während König Heinrich III. von England noch Schwierigkeiten hatte, drei Pfund Zucker für ein Festmahl zu beschaffen, verzehrt der durchschnittliche Amerikaner heute drei Pfund Zucker und anderer Süßungsmittel pro Woche! Vor 250 Jahren war Zucker in England noch so kostbar, dass man ihn als „weißes Gold" bezeichnete. Heute jedoch könnte König Heinrich einen Diener mit weniger als zwei Dollar in den nächsten Supermarkt schicken, um ihm die drei Pfund zu besorgen, die allerdings nicht ausreichen würden, um ein paar Kuchen mit Glasur nach den heutigen Rezepten zu backen. „Das ist ja wohl kaum ein Bankett", würden moderne Gäste sich beschweren und ein winziges Stück Kuchen beäugen. „Wo ist das Nachtischbüffet und der Schokoladenbrunnen?"

Unsere erste Nahrung, Muttermilch, war süß und wenn wir die Wahl haben, entscheiden wir uns schon vor der Geburt für süße Getränke. Babys schlucken in der Gebärmutter Fruchtwasser. Wenn dieser salzigen Flüssigkeit Zucker hinzugefügt wird, schlucken die Babys mehr davon. Ein süßer Geschmack ist auch beruhigend für uns, ein Signal, dass eine Pflanze oder Frucht wahrscheinlich gefahrlos gegessen werden kann. Dagegen signalisiert ein bitterer Geschmack oft, dass eine Pflanze gefährliche Alkaloide enthält.

Während des Großteils der hunderttausend Jahre unserer Evolution mussten wir Menschen viel Zeit und Energie dafür aufwenden, um genug Energie zum Leben zu bekommen. Als unsere Gehirnleistung zunahm, stieg auch unser Bedarf an Zucker, dem Brennstoff des Gehirns. Zwar kann unser Körper Stärke und Fett in Glukose umwandeln, doch diese Umwandlung erfordert Energie. Reiner Zucker, ein köstlicher, beruhigender Energielieferant, stand uns früher kaum zur Verfügung. Bei den seltenen Gelegenheiten, wenn Menschen eine verborgene Süßigkeit, etwa eine Honigwabe, entdeckten, mussten sie viel Energie aufwenden, um den Baum hinaufzuklettern, die Bienen auszuräuchern, den Honig aus der Wabe zu bekommen und ihre Kratzer und Bienenstiche heilen zu lassen. Oder sie mussten Ahornbäume anzapfen, Holz für ein Feuer hacken und fast vier Liter Pflanzensaft kochen, um achtzig Milliliter Ahornsirup zu gewinnen. Wenn man die benötigte Energie hinzurechnet, um das Beil zum Spalten der Bäume, die Birkenrindeneimer zum Auffangen des Saftes und die Tontöpfe zum Kochen des Saftes herzustellen, ist das eine Menge Arbeit für achtzig Milliliter oder 280 Kalorien süßen Sirups.

Als Zucker noch eine Seltenheit war, konnte uns ein süßer Leckerbissen ab und zu großes Vergnügen bereiten. Jetzt, da Zucker billig und allgegenwärtig ist, scheint er uns weniger Befriedigung bieten zu können und wir verzehren jedes Jahr mehr davon. Der durchschnittliche Verbrauch von Zucker in Deutschland und der Europäischen Union liegt inzwischen bei 37 Kilogramm pro Person pro Jahr. Das sind über 100 Gramm Zucker pro Tag zusätzlich zu dem in unserem Essen ohnehin schon enthaltenen Zucker. Aufgrund der Verwendung von High-Fructose-Corn-Sirup (eine Art Maissirup) ist die Menge hinzugefügter Süßungsmittel in den Vereinigten Staaten sogar noch höher. Die meisten Menschen können sich nicht vorstellen, jeden Tag eine derartige Menge an Zucker Löffel für Löffel hinunterzuwürgen. Doch genau das tun wir und sind ganz zufrieden damit, weil in fast allen verarbeiteten Lebensmitteln Süßungsmittel versteckt sind.

Hundertfünfzig Jahre ständiger Verfügbarkeit von konzentriertem Zucker entsprechen nur fünf oder sechs Generationen. Das ist eine zu kurze Zeit für den menschlichen Körper, um durch Evolution die Fähigkeit zu entwickeln, mit einem zehnmal so hohen Zuckerverbrauch wie dem unserer Vorfahren zurechtzukommen. Kein Wunder, dass unsere arme Bauchspeicheldrüse nicht genug Insulin herstellen kann, um mit all den Süßungsmitteln zurechtzukommen, die wir in uns hineinschütten.

Um besser zu begreifen, welch gewaltiger Wandel in unserer Ernährung stattgefunden hat, seit Zucker billig, allgegenwärtig und zum Grundbestandteil unserer Ernährung geworden ist, habe ich mir eine indianische Frau vorgestellt, die vor 250 Jahren im Wald am Ufer des Columbia River, wo unser Kloster heute steht, lebte. Welche Zuckerquellen gab es in ihrer Ernährung, bevor die Europäer erstmals in diesem Land erschienen? Obst. Wildes Obst, denn noch hatten keine weißen Siedler kultivierte Apfel-, Birn- und Pflaumenbäume eingeführt. Einheimisches Obst wie Traubenkirschen oder wilde Pflaumen war nicht sehr süß. Wie viel Obstsüße konnte sie genießen? Das hing von der Jahreszeit ab. Die Weltgesundheitsorganisation empfiehlt derzeit, Erwachsene sollten mindestens 400 Gramm Obst pro Tag essen. Im Sommer hätte es eine findige Frau des örtlichen Clatskanie- oder Chinook-Stamms schaffen können, eine entsprechende Menge zu verzehren, wenn sie eine Tasse Brombeeren und zwei Tassen wilde Heidelbeeren gesammelt und gegessen hätte, wodurch sie insgesamt 136 Kalorien und sieben Gramm (1 1/1 Teelöffel) Zucker zu sich genommen hätte. Die meisten modernen Frauen pflücken keine Heidelbeeren, doch sie können diese einheimische Frucht in der Form von Fast Food probieren, indem sie in ein Schnellrestaurant der Kette Burgerville gehen und einen „Nordwest-Heidelbeer-Shake" bestellen, der 790 Kalorien und 105 Gramm (22 Teelöffel) Zucker enthält.

Wir sollten nicht vergessen, dass die indianische Frau Kalorien aufwenden musste, um diesen süßen Lohn zu erlangen. Sagen wir, sie musste eine Stunde gehen, um diese Früchte auf verschiedenen Wiesen und in Wäldern zu sammeln. Für das Pflücken oder Verarbeiten der Früchte aufgewendete Kalorien rechnen wir nicht mit. So kommen wir auf 280 Kalorien, die sie aufwenden musste. Die Früchte enthielten 136 Kalorien, so dass sich ein Verlust von 144 Kalorien ergibt. Daher konnte sie so viel zum „Nachtisch" essen, wie sie wollte, und dennoch nicht zunehmen. Wenn man darüber hinaus bedenkt, dass Obst nur im Sommer zur Verfügung stand, ist es offensichtlich, warum Diabetes in der heutigen Zeit zu einer Epidemie, sogar schon bei Kindern, geworden ist. Der menschliche Körper, der darauf ausgelegt ist, ein paar Teelöffel Zucker pro Tag während weniger Monate im Jahr zu verarbeiten, ist den modernen, mit Zucker überladenen Lebensmitteln nicht gewachsen.

Wenn unsere Indianerin in der modernen Zeit lebte, würde sie sich ins Auto setzen, zu Burgerville fahren und sich einen Nordwest-Heidelbeer-Shake bestellen. Bei einer Fahrt von zwanzig Minuten plus ein paar Minuten Fußweg würden ungefähr 40 Kalorien verbrannt. Nachdem sie ihren Shake getrunken hätte, hätte ihr Körper 750 Kalorien mehr als vorher. Falls sie diese Kalorien nicht durch Sport verbrennen würde, wenn sie nach Hause käme, würde ihr Körper sie pflichtbewusst in Form von Fett speichern, als Schutz für kommende, magere Wintermonate, und ihre Bauchspeicheldrüse müsste viel mehr Insulin produzieren, um die 22 zusätzlichen Teelöffel Zucker zu verarbeiten. Wenn sie jeden Tag einen Nordwest-Heidelbeer-Shake trinken würde, statt mühsam Früchte zu sammeln, um ihre Vorliebe für Süßes zu befriedigen, würde sie ungefähr 34 Kilo pro Jahr zunehmen.

Vor der industriellen Revolution musste ein menschlicher Körper sehr hart arbeiten, um nicht zu verhungern. Das Urhirn kann sich an lange Intervalle zwischen erfolgreichen Jagden, an lange Winter mit schwindenden Nahrungsvorräten erinnern. Unser Urhirn verlangt, dass wir uns vollstopfen, solange Essen da ist, bevor es verdirbt oder wir flüchten müssen.

Fett

Im langen Winter, wenn die süßen Früchte des Sommers nicht mehr da sind, ist Fett der Brennstoff, den wir brauchen, um uns warm zu halten und am Leben zu bleiben. Diese Brennstoffreserve war von entscheidender Bedeutung für schwangere und stillende Frauen, die in Zeiten des Mangels über genügend gespeicherte Kalorien verfügen müssen, um das Leben ihres Babys gewährleisten zu können. Vielleicht ist Ihnen aufgefallen, dass Sie mehr Hunger haben, wenn Ihnen kalt ist. Das ist ein uraltes Signal des Körpers, der Ihnen damit sagen will: „Leg dir eine Isolationsschicht zu und speichere tragbare Kalorien für den Winter! Die Nahrung könnte knapp werden!" Restaurants sind sich der Macht dieses alten Signals bewusst und halten ihre Speiseräume absichtlich kühl, damit die Gäste mehr bestellen und mehr essen.

Unser Instinkt, Brennstoff zu speichern, ist der Grund dafür, dass wir Fett lieben: das cremige Fett bei Crème brûlée, das knusprige Fett bei Kartoffelchips, das auf der Zunge schmelzende Fett bei Schokolade. Deshalb enthalten Fast Food und viele Lebensmittel, die unserer Seele gut tun, viel Fett. Restaurantköche wissen, dass wir unsere Mahlzeiten gerne mit einem stark fetthaltigen Nachtisch abschließen: Eis, Mousse au chocolat, Käsekuchen, irgendetwas mit Schlagsahne oben drauf. Dieses Verlangen, das Essen mit etwas Fetthaltigem zu beenden, hat seinen biologischen Ursprung möglicherweise in der „Hintermilch", die am Ende einer Stillmahlzeit fließt. Sie ist besonders reich an Fett und Kalorien und stellt vielleicht die Strategie der Natur dar, dafür zu sorgen, dass sich Stillkinder satt, zufrieden und schläfrig fühlen (und dass ihre Mütter eine Pause bekommen!). Auch uns kann es beim Einschlafen helfen, wenn wir eine Tasse heiße Milch oder heißen Kakao trinken, bevor wir ins Bett gehen.

Salz

Auch Salz spricht unsere Geschmacksknospen an, weil es für Menschen lebensnotwendig ist. Jeder hat schon einmal das Salz in seinen eigenen Tränen, in seinem Schweiß oder Blut geschmeckt. Bei heißem Wetter kann man das Salz, das man in Form von Schweiß verliert, spüren oder sogar sehen, wenn es eine Kruste auf der Haut hinterlässt. Unter normalen Bedingungen verlieren wir zwei Gramm Salz pro Tag; wenn wir bei heißem Wetter Sport treiben, können es über 30 Gramm oder sechs Teelöffel sein. Jedes Jahr sterben Rekruten beim Militär und andere Menschen, die bei dem, was sie tun, heftig schwitzen, weil sie Wasser getrunken, jedoch das durch das Schwitzen verlorene Salz nicht ersetzt haben. Unsere wichtigsten Organe, das Herz und das Gehirn, können nicht arbeiten, wenn ihre Zellen nicht mit genügend Salz versorgt werden, um bestimmte Konzentrationen von Natrium, Chlorid, Kalium und anderen Spurenelementen aufrechtzuerhalten. Es ist von entscheidender Bedeutung, dass unser Körper diese Konzentrationen aufrechterhält, doch wir haben kein Organ, das Salz speichern kann. Daher sind wir auf eine regelmäßige Zufuhr von außen angewiesen, um gesund zu bleiben. Als sich die Menschen noch größtenteils von Fleisch ernährten, lieferten ihnen das Blut und die Muskeln ihrer Beute genügend Salz. Auf dem Land wachsende Pflanzen enthalten jedoch nicht genug Salze, daher mussten die Menschen, als sie anfingen, in Siedlungen zu leben und Pflanzen anzubauen und zu essen, zusätzliche Quellen von Salz finden. Ähnlich wie grasende Tiere bahnten sich die Menschen Pfade zu Salzpfannen oder Salzlecken. Im Gegensatz zu den Tieren lernten sie, diesen kostbaren Rohstoff zu ernten, zu raffinieren und zu verkaufen.

Salz ist ein lebenswichtiger Nährstoff, ein Gewürz, ein Desinfektionsmittel und ein Medikament. Es hat Menschen ermöglicht, Lebensmittel zu konservieren, und sie dadurch in die Lage versetzt, lange See- und Landreisen zu unternehmen – unter anderem Expeditionen, um mit Salz zu handeln. Früher war Salz, ebenso wie Zucker, so viel wert wie sein Gewicht in Gold. Für Salz verkauften Männer ihre Frauen und Kinder in die Sklaverei. Es wurde zum entscheidenden Rohstoff, als die Menschen Fähigkeiten in verschiedenen Handwerksbereichen erlernten, etwa Glasherstellung, Färben von Stoffen, Glasur von Töpferwaren und Gerben von Leder. Salz ist von derart grundlegender Bedeutung, dass Regierungen auf der ganzen Welt Salzsteuern erließen, um ihren Etat zu finanzieren und die Bürger unter Kontrolle zu halten; die Empörung über die von England auferlegten hohen Salzsteuern war ein Faktor, der sowohl die Amerikanische Revolution als auch Gandhis Kampf für die Unabhängigkeit Indiens schürte.

Zucker, Fett und Salz haben alle einen starken Einfluss auf unseren Gemütszustand. Die folgende Übung ist eine der aufschlussreichsten, die wir bei unseren Workshops über Achtsamkeit beim Essen durchführen. Durch sie erforschen wir den Einfluss des Essens auf die Stimmung.

ÜBUNG

Essen und Stimmung

Stellen Sie sich eine kleine Menge Zucker, Salz, dunkle oder Zartbitterschokolade und scharfe Sauce in Reichweite. (Statt dessen können Sie auch kleine Mengen anderer süßer, salziger oder fettiger Lebensmittel nehmen, zum Beispiel einen halben Teelöffel Honig, ein paar salzige Chips und würzige Salsa.)

1. Schließen Sie als Erstes die Augen. Jetzt rufen Sie sich irgendetwas ins Gedächtnis, das in der letzten Woche passiert ist und worüber Sie sich aufgeregt haben. Denken Sie ganz fest an dieses Ereignis und regen Sie sich absichtlich auf, indem Sie sich an Ihren Kummer, Ihre Wut oder Frustration erinnern. Denken Sie darüber nach, wie Sie sich gern rächen würden, wenn Sie könnten. Hinweis: Falls Sie Hilfe dabei brauchen, sich ein Ereignis aus der jüngsten Zeit, über das Sie sich aufgeregt haben, dreimal (im Lauf der Übung) ins Gedächtnis zu rufen, können Sie Folgendes tun:

- Denken Sie an etwas aus den Morgennachrichten oder der Zeitung, das Sie aus der Fassung gebracht hat.
- Denken Sie daran, wie jemand Sie ungerecht behandelt, betrogen oder verraten hat.
- Denken Sie an einen Menschen, der Ihnen wirklich auf die Nerven geht. Stellen Sie sich vor, einen Urlaub mit ihm zu verbringen. Es könnte ein Kollege sein, ein Verwandter, ein Politiker oder ein Film- oder Fernsehstar.
- Denken Sie an eine Situation, als Sie Schmerzen hatten, die sich nicht lindern ließen.

Wie würden Sie nun den Grad Ihres Ärgers auf einer Skala von eins (ruhig) bis zehn (fuchsteufelswild) einschätzen?
Geben Sie als Nächstes ein bisschen Zucker oder Honig auf Ihre Zunge. Kosten Sie den Geschmack aus.
Kehren Sie dann in Gedanken wieder zu der Erinnerung zurück, die Sie aus der Fassung gebracht hat. Wie schätzen Sie den Grad Ihres Ärgers jetzt ein? Hat er sich verändert?
Essen Sie dann noch ein wenig mehr von dem Zucker und bemühen Sie sich dabei um Achtsamkeit.

Kehren Sie wieder zu der Erinnerung zurück. Wo würden Sie sie jetzt auf der Skala einschätzen?

2. Wiederholen Sie diese Übung mit Salz oder einem salzigen, aber milden Lebensmittel wie gesalzenen, aber ansonsten ungewürzten Kartoffelchips.
3. Wiederholen Sie diese Übung mit einer kleinen Menge eines fettigen Lebensmittels, etwa einem Stück oder ein paar Spänen dunkler Schokolade.
4. Wiederholen Sie diese Übung mit einer kleinen Menge eines würzigen Lebensmittels, etwa scharfer Sauce.

Denken Sie daran, dass es keine „richtigen Antworten" gibt. Das hier sind Experimente.

Diese Übung veranschaulicht, warum wir ein Verlangen nach bestimmten Speisen haben. Sie können einen starken Einfluss auf unsere Stimmung haben. Wir entscheiden uns für Zucker, Salz und Fett nicht nur deshalb, weil dies wichtige und oft knappe Lebensmittel in der Geschichte unserer Ahnen waren, sondern auch, weil sie einen großen Beitrag zur Änderung unserer Stimmung leisten können. Vielleicht ist ihr Einfluss genau deshalb so stark, weil sie in unserer geschichtlichen Vergangenheit knapp waren und sie zu finden und zu essen stets eine primitive Sorge um unser Überleben gelindert hat.

Merken Sie sich: Es ist nichts daran auszusetzen, Speisen geschickt einzusetzen, um einen schwierigen Gemütszustand zu ändern, solange wir uns dessen ganz bewusst sind und unserem Körper dabei nicht schaden.

ANMERKUNGEN

1 Brian Wansink, *Essen ohne Sinn und Verstand. Wie die Lebensmittelindustrie uns manipuliert*, Frankfurt am Main: Campus Verlag 2008, S. 86/87.

2 Ibid., S. 131.

3 Amy J. Sindler, Nancy S. Wellman und Oren Baruch Stier, „Holocaust Survivors Report Long-Term Effects on Attitudes toward Food", *Journal of Nutritional Education and Behavior 36*, Nr. 4 (Juli 2004): 189-196.

Kapitel 4

Sechs einfache Richtlinien für Achtsamkeit beim Essen

Achtsamkeit ist eine Fähigkeit, die man lernen kann. Die Fähigkeit des Gewahrseins – des feinen, genauen und sehr umfassenden Gewahrseins – besitzen wir bereits. Meist ist sie verborgen und wir haben nur in Momenten der Klarheit, die wir als „besondere Momente" bezeichnen könnten, Zugang zu ihr. Doch wir können lernen, Achtsamkeit zu pflegen, ob beim Essen oder in jedem anderen Bereich unseres Lebens. Aus kurzen, zeitweiligen Momenten der Aufmerksamkeit können wir Achtsamkeit wachsen lassen, so dass ein großes, für uns jederzeit zugängliches Feld dauerhaften und klaren Gewahrseins entsteht. In diesem Kapitel werden wir sechs Prinzipien untersuchen, die uns helfen, Achtsamkeit beim Essen zu pflegen.

Langsamer essen

Wir in Amerika essen sehr schnell. Viele Leute haben mir gesagt, ihre Einstellung zu Mahlzeiten sei, es „einfach so schnell wie möglich hinter sich zu bringen". Die amerikanische Gewohnheit, schnell zu essen, ist nicht neu. Ausländische Besucher in frühen amerikanischen Gaststätten äußerten schon vor langer Zeit ihre Verwunderung darüber, wie schnell gegessen wurde. Diese Art zu essen bekam den Spitznamen „die drei V" für „verdrücken, verschlingen und verschwinden". Ein Historiker aus Tennessee hat festgehalten, ein Europäer, der die Kolonien besuchte, sei erstaunt gewesen über „die Eile, Hetzerei und das ausgehungerte Getue der Wirtshausgäste. Alle schlangen das Essen in einer unglaublichen Geschwindigkeit in sich hinein." Ein anderer Besucher „war verwundert, dass er in kaum zwanzig Minuten zwei Mahlzeiten in seinem Hotel miterlebt hatte". Der amerikanische Hang, zu essen und dann schnell wegzulaufen, hat sich im Lauf der beiden Jahrhunderte, die seitdem vergangen sind, nicht verringert. Forschungen zeigen, dass Nordamerikaner für ein Mittagessen in einem Schnellrestaurant nur elf Minuten und in der Kantine an ihrem Arbeitsplatz dreizehn Minuten brauchen.[2]

Wir Nordamerikaner essen oft im Stehen, beim Gehen oder Autofahren, stopfen das Essen einfach auf dem Weg in uns hinein. Es ist, als wollten wir das Essen möglichst schnell hinter uns bringen. Zu diesem Zweck haben wir Lebensmittel erfunden, etwa Go-GURT, einen Joghurt, den man mit einer Hand aus einer Tube drücken kann, so dass die andere Hand frei ist, um das Auto zu steuern. Wir können sogar ein riesiges Lätzchen für Autofahrten kaufen, damit unsere Arbeitskleidung keine Flecken von dem Essen bekommt, das wir mampfen, während wir durch die Gegend kurven.

In vielen asiatischen und europäischen Ländern hält man diese Art zu essen für schockierend, beinahe barbarisch. Ein europäischer Freund hat mir von Mahlzeiten in Frankreich erzählt, wo allein das Studieren der Speisekarte und die sorgfältige Überlegung, was man auswählen soll, mindestens eine halbe Stunde dauert. Jede Möglichkeit muss erörtert werden und man muss den Kellner befragen. Der Inhaber des Restaurants und das Bedienungspersonal wären gekränkt, wenn man nur schnell einen Blick auf die Speisekarte werfen und gleich bestellen würde. Der Koch wäre beleidigt, wenn man geistesabwesend essen und dabei mit dem Handy telefonieren würde. Eine Mahlzeit ist eine Zeremonie, bei der man nicht nur das Essen selbst, sondern auch die Vorfreude auf das Essen und die angenehme Gesellschaft genießt. Den Speisen und Getränken angemessene Aufmerksamkeit zu widmen bedeutet die Mühe der Menschen, die es servieren, zu belohnen. Man belohnt sie mehr mit seiner Anerkennung als mit seinem Geld.

In Japan gilt es als äußerst ungehörig, im Gehen zu essen. Erst seit ein paar Jahren wird es überhaupt akzeptiert, und das gilt nur für eine einzige Speise, Eis in der Waffel, weil es sonst schmelzen würde. Alle anderen Speisen und Getränke sind im Sitzen und mit angemessener Aufmerksamkeit zu sich zu nehmen. Zwar gibt es Läden, die „Fast Food", wie etwa heiße Kartoffelkroketten, gedämpfte, gefüllte Brötchen oder *furaido chikin* (gebratenes Hähnchen) verkaufen, jedoch werden diese Speisen stets mit nach Hause genommen, dort auf einem richtigen Teller hübsch angerichtet und mit gebührender Aufmerksamkeit gegessen.

Die Vorteile langsameren Essens

Schnell zu essen hat viele Nachteile. Ein Teil unserer Befriedigung beim Essen kommt vom Kauen. Das ist der Grund, weshalb wir knusprige oder bissfeste Speisen mögen und nicht unser ganzes Essen pürieren und mit einem Strohhalm aufsaugen. Unser Mund hat Freude an verschiedenen Konsistenzen. Er hat eher das Gefühl, etwas gegessen zu haben, wenn er aktiv daran beteiligt war und nicht nur hinuntergeschluckt hat. Menschen, deren Kiefer nach einem Bruch mit Draht verschlossen wurde, können nur Flüssiges trinken. Ganz gleich, wie viel sie trinken, gewöhnlich nehmen sie ab. Sie werden Milchshakes und Smoothies (so genannte Ganzfruchtgetränke, bei denen die ganze Frucht bis auf die Schale und Kerne verarbeitet wird) dreimal am Tag leid und sind sehr froh, wenn ihnen die Drähte aus dem Kiefer entfernt werden und sie wieder kauen können. Unser Mund hat auch Freude an verschiedenen Geschmackserlebnissen. Wenn wir gut kauen, wird ständig Geschmack freigesetzt. Ein Nachteil schnellen Essens liegt darin, dass wir das Essen kaum schmecken, uns nur vage daran erinnern, was wir gegessen haben, und sehr wahrscheinlich noch mehr wollen.

Essen gut zu kauen verschafft dem Mund nicht nur mehr Bewegung und Befriedigung durch das Erleben der sich verändernden Konsistenzen und Aromen, sondern es hilft uns auch, aus dem Essen mehr Nährstoffe zu gewinnen. Im Speichel befinden sich Enzyme, die das Essen zersetzen und dazu führen, dass der Mund Nährstoffe aufnehmen kann, noch bevor wir das Essen heruntergeschluckt haben. Jedoch werden die Enzyme nur dann aktiv, wenn wir unser Essen wirklich kauen und länger als nur ein paar Sekunden im Mund behalten. Wenn wir verdrücken, verschlingen und verschwinden, handeln wir gegen die natürliche Weisheit unseres Körpers. Wenn wir gut kauen und die Nahrung in feinere Partikel zersetzt wird, kann sie schneller und leichter aufgenommen werden. Unser Körper kann dadurch aus weniger Nahrung mehr Nährstoffe herausziehen.

In den ersten Jahren des vergangenen Jahrhunderts nahm ein Kunsthändler namens Horace Fletcher neunzehn Kilo ab und verbesserte seinen Gesundheitszustand, indem er sein Essen gut kaute. Bald gründete er eine Bewegung und brachte Tausende von Amerikanern dazu, auf diese neue Weise zu essen und jeden Bissen mindestens zweiunddreißig Mal zu kauen. Er riet den Menschen, nur dann zu essen, wenn sie Hunger hatten, nur das zu essen, worauf sie Lust hatten, mit dem Essen aufzuhören, wenn sie keinen Hunger mehr hatten, und jeden Bissen so lange zu kauen, bis sie keinen Geschmack mehr herausziehen konnten.[3]

„Fletschern", oder jeden Bissen dreißig bis hundert Mal zu kauen, wurde schnell zum Trend, vor allem, nachdem eine Studie gezeigt hatte, dass Menschen, die fletscherten, besser in der Lage waren, Schachprobleme zu lösen, als diejenigen, die das nicht taten. Viele bekehrten sich begeistert zum Fletschern, unter anderem die Schriftsteller Henry James und Upton Sinclair, der Philantrop John D. Rockefeller und Dr. John Harvey Kellogg, der Miterfinder der Frühstücksflocken und Vater der amerikanischen Gesundheitsbewegung, der in seiner Gesundheitsklinik in Battle Creek, Michigan, Fletschern unterrichtete.

Wenn wir die Übung, gründlich zu kauen, einführen, ist dies für die Workshopteilnehmer oft eine neue Erfahrung. Eine Frau rief aus: „Mir ist klar geworden, dass ich fast gar nicht kaue! Mein ganzes Leben lang ist das Essen in meinen Mund gekommen und fast unverändert in meinen Bauch hinuntergerutscht." Wie viel Kauen nötig ist, um die Nahrung gut zu verarbeiten, hängt davon ab, ob man Suppe (gar kein Kauen) oder Nüsse (ausführliches Kauen) isst. Experimentieren Sie damit.

Langsameres Essen bedeutet mehr Befriedigung

Wir müssen nicht nur wissen, wann unser Magen Hunger hat, sondern auch, wann er zufrieden ist. Wir brauchen einen „Appestat", einen Hunger-Thermostat, der registriert, wie viel wir gegessen haben, und unser Verlangen nach Essen abschaltet, wenn wir genug gegessen haben. Ein normaler Appestat reagiert auf vier Informationsquellen hinsichtlich unserer Sättigung. Das erste Signal ist das körperliche Gefühl der Fülle. Diese Information wird vom gedehnten Magen über den Vagusnerv an das Sättigungszentrum im Gehirn geschickt. Das zweite Signal ist Folge der in den Blutkreislauf aufgenommenen Nährstoffe, unter anderem Glukose, Fett und Aminosäuren. Das dritte Signal wird von Hormonen ausgesandt, die vom Dünndarm und der Bauchspeicheldrüse freigesetzt werden, wenn die Nahrung aufgenommen wird. Zu diesen Hormonen gehören zum Beispiel Cholecystokinin, Insulin und Glukagon. Die vierte Signalquelle sind die Fettzellen selbst. Sie schütten Leptin und andere chemische Stoffe aus, die dazu beitragen, den Hunger abzustellen. (Jüngste Forschungen deuten darauf hin, dass die von allzu reichlichen Fettzellen produzierten chemischen Stoffe schädlich für andere Organe, unter anderem für die Leber, sein könnten.)

Wenn wir mehr kauen und unsere Nahrung in kleinere Partikel zersetzt wird, kann die Aufnahme der Nährstoffe früher im Mund und Magen beginnen. Wenn die Nahrung aus dem Magen in den Dünndarm wandert, signalisieren Appestat-Hormone dem Gehirn und Körper: „Wir haben genug. Wir sind zufrieden. Mach mal langsamer. Wie wär's, wenn du bald mit dem Essen aufhörst?" Es dauert ungefähr zwanzig Minuten, bis dieser wichtige biologische Rückmeldungskreislauf abgeschlossen ist.

Daher ist es klug, langsam zu essen. Erstens werden auf diese Weise Nährstoffe schon früh, nämlich im Mund, aufgenommen. Zweitens treten chemische Signale der Sättigung früher auf. Indem wir langsam essen, geben wir der Nahrung Zeit, im Dünndarm anzukommen und das Signal „Okay, ich bin satt" auszulösen, bevor wir zu viel gegessen haben. Wenn wir dagegen allzu schnell essen, haben wir schon zu viel Essen in uns hineingestopft, bevor das Sättigungssignal überhaupt ankommen kann. Dann hören wir erst auf zu essen, wenn wir uns körperlich unwohl fühlen. Bis dahin haben wir schon mehr Kalorien zu uns genommen, als unser Körper braucht.

Im Rahmen einer Studie boten Ernährungswissenschaftler der University of Rhode Island Frauen im Studentinnenalter einen riesigen Teller Pasta mit Sauce an. Als die Frauen gebeten wurden, so schnell wie möglich zu essen, nahmen sie in neun Minuten 646 Kalorien zu sich. Als man sie aufforderte, langsam zu essen und ihr Besteck zwischen den einzelnen Bissen abzulegen, nahmen sie in neunundzwanzig Minuten 579 Kalorien zu sich. Dennoch schätzte sich die Gruppe, die langsamer gegessen hatte, nach der Mahlzeit als weniger hungrig und als zufriedener ein, und sie berichteten auch, sie hätten die Mahlzeit mehr genossen als die Gruppe, die geschlungen hatte.[4]

Unser Körper ist darauf ausgelegt, langsam zu essen. Unsere Ahnen hatten noch keine Küchenmaschinen, Fleischzartmacher oder effiziente Kochsysteme. Sie mussten zähes Fleisch oder Robbenspeck kauen, nur teilweise gemahlene Körner und Eicheln essen und an halb gekochten Wurzeln und Gemüse nagen. Falls sie lange genug lebten, nutzten sich ihre Zähne durch das Mahlen ab. Mütter bereiteten selbst Babybrei zu, indem sie Nahrung vorkauten und ihren Babys in den Mund spuckten. Erst seit einer kurzen Zeitspanne unserer Evolution sind Menschen in der Lage, eine Menge Kalorien in Nahrung zu packen, die leicht zu beschaffen, einfach zuzubereiten ist und schnell gegessen werden kann.

Eine Frau erzählte mir, sie habe in dem Jahr nach ihrer Teilnahme an einem Workshop über Achtsamkeit beim Essen fast vierzehn Kilo abgenommen. Wie hatte sie das geschafft? Sie hatte angefangen, über die Frage „Warum esse ich?" nachzudenken. Die Antwort, auf die sie kam, war: „Um inneren Frieden zu empfinden." Daher nahm sie sich vor, nur so lange zu essen, bis sie inneren Frieden empfand. Sie unternahm keine besondere Diät, nichts Aufgezwungenes, sondern aß einfach nur langsamer, so dass sie auf ihr Hungergefühl reagieren konnte und merkte, wann sich ein Gefühl des Friedens einstellte. Dann hörte sie auf.

Leider bringen wir unseren Kindern genau das Gegenteil bei: schnell und achtlos zu essen. Wir kaufen ihnen Fast Food, das sie im Auto essen sollen, während wir zwischen der Tanzstunde am Nachmittag und einem Fußballspiel am Abend über die Autobahn rasen und iPods oder Radio hören. Ich war erstaunt zu erfahren, dass viele Studenten im Alter um die zwanzig oder dreißig Jahre in Familien aufgewachsen sind, wo es nur selten, meist an Festtagen, vorkam, dass man sich gemeinsam hinsetzte, um in Ruhe zu essen. Heutzutage ist es verbreitet, dass man Kindern Geld gibt, um sich selbst von einem Schnellimbiss etwas zu essen zu kaufen, einschließlich der Hauptmahlzeit. Sogar zu Hause isst jeder für sich allein und lenkt sich durch seine eigene Form von Unterhaltung ab: Fernsehen, Videospiele, Telefonieren mit dem Handy, E-Mails, Online-Shopping oder Musikhören auf dem eigenen iPod.

In unserer Grundschule am Ort sind für das Mittagessen und die Pause insgesamt nur dreißig Minuten Zeit vorgesehen. Die meisten Kinder essen in weniger als zehn Minuten, damit sie noch etwas Zeit zum Spielen haben. Das ist nicht ungewöhnlich. Forscher, die das Verhalten von Schülern in Schulkantinen beobachteten, haben festgestellt, dass die Kinder nur zwischen 7,3 Minuten (in New York) und 9,5 Minuten (in Texas) damit verbrachten, ihr Mittagessen zu essen. Verschiedene Schulen setzten insgesamt fünfzehn bis dreißig Minuten für das Mittagessen an. Schüler brauchten zwischen drei und acht Minuten, um ihr Essen zu bekommen und aufzuräumen. Was machten sie mit den übrigen paar Minuten? In manchen Fällen waren diese fünf bis zehn Minuten die einzige Zeit, die sie hatten, um sich zu entspannen oder zu bewegen. Manche Schüler unterhielten sich ein paar Minuten lang mit Mitschülern. In ein paar Schulen, bei denen eine längere Zeit für das Mittagessen vorgesehen war und verlangt wurde, dass die Schüler in der Kantine blieben, verbrachten die Schüler bis zu fünfundzwanzig Minuten damit, sich miteinander zu unterhalten, aber sie nahmen sich nicht mehr Zeit, um entspannt und genussvoll zu essen. Die Studie schließt mit den Worten: „Der für die Verpflegung in einer Schule Zuständige kann davon ausgehen, dass Schüler ungefähr zehn Minuten brauchen, um ihr Mittagessen zu sich zu nehmen."[5]

Im Jahr 2006 berichtete der *Boston Globe* über Statistiken des Schulverpflegungsverbandes School Nutrition Association, die zeigten, dass die durchschnittliche für das Mittagessen an Grundschulen vorgesehene

Zeitspanne in den vergangenen zwei Jahren um sechs Minuten verkürzt wurde. Ein Kind erzählte: „Manchmal bringen die Lehrer uns zu spät ˙runter, dann haben wir nur fünf Minuten Zeit."[6] Der *Philadelphia Inquirer* stellte fest, dass das „Mittagessen" in den örtlichen Schulen irgendwann zwischen 8 Uhr 20 und 14 Uhr 15 ausgegeben wurde. „So früh am Morgen haben Schüler oft noch keinen Hunger, andere dagegen, die erst nachmittags etwas bekommen, sind bis dahin schon ganz ausgehungert." Es stellte sich auch heraus, dass die Schüler das Mittagessen, wenn es allzu früh angesetzt war, eher als Imbiss ansahen und dazu neigten, Junk Food zu kaufen.[7] Mein Enkel berichtete, in der Kantine in seiner Schule in Michigan sei es so voll, dass oft, wenn er Schlange stehe, um sich sein Mittagessen zu kaufen, die Klingel ertöne, so dass er den Großteil seines Mittagessens wegwerfen und schnell in den Unterricht laufen müsse.

Wenn wir Kinder lehren wollen, achtsam zu essen, muss dies offenbar zu Hause geschehen. Viele der in diesem Buch geschilderten Übungen zur Achtsamkeit beim Essen kann man Kindern näher bringen, indem man sie als Spiel vorstellt, bei dem alle am Esstisch mitmachen. Das ist eine der Gelegenheiten, bei denen es in Ordnung ist, „mit dem Essen zu spielen"!

Je mehr Hunger wir oder unsere Kinder haben, umso wichtiger ist es, langsam und aufmerksam zu essen. Wenn wir das Gefühl haben, zu „verhungern", neigen wir dazu, Essen schnell in uns hineinzustopfen und zu viel zu uns zu nehmen, bevor uns das Sättigungssignal, das zwanzig Minuten Zeit braucht, zum Aufhören bewegen kann. Auch sollten wir achtsamer sein, wenn wir etwas essen, das unserer Seele gut tut oder das wir besonders gerne mögen. Man denkt vielleicht, man würde sein Lieblingsessen sowieso langsamer essen, um es ganz auszukosten, doch Studien zeigen, dass es genau anders herum ist. Je mehr wir etwas mögen, desto schneller kauen und schlucken wir es.[8]

Es gibt viele Möglichkeiten, langsamer zu essen und zu trinken. Vielleicht probieren Sie jede der folgenden Techniken einmal eine Woche lang aus.

Wie Sie lernen können, langsamer zu essen und zu trinken

Achten Sie auf Pausen

Einige Methoden, die Ihnen helfen können, Pausen einzulegen und langsamer zu essen:

1. Halten Sie inne, bevor Sie mit dem Essen beginnen. Betrachten Sie jedes Lebensmittel, nehmen Sie es mit den Augen in sich auf. Achten Sie auf die Farben, Konsistenzen, Formen, auf die Anordnung auf dem Teller oder in der Schüssel.
2. Nehmen Sie sich einen Augenblick Zeit, um Dank zu sagen. Danken Sie den Tieren, Pflanzen und Menschen, die diese Speisen auf Ihren Teller gebracht haben. Seien Sie sich beim Essen ihrer Geschenke an Sie bewusst.
3. Beginnen Sie die Mahlzeit damit, dass Sie den Duft der Speisen einatmen. Stellen Sie sich vor, Sie würden vom Duft allein genährt.
4. Essen Sie, wie ein Weinkenner Wein kostet. Riechen Sie zuerst am Essen und genießen Sie dessen Bouquet. Dann kosten Sie ein wenig. Lassen Sie die Kostprobe im Mund hin- und herrollen und genießen Sie den Geschmack. Welche Bestandteile können Sie herausschmecken? Kauen Sie langsam und schlucken Sie dann. Trinken Sie einen Schluck Wasser zur Reinigung des Gaumens. Wenn kein Essen und kein Geschmack mehr im Mund ist, wiederholen Sie das Ganze.
5. Falls Sie merken, dass Sie essen, ohne etwas zu schmecken, halten Sie inne und betrachten Sie das Essen erneut.

Fletschern

Probieren Sie aus, jeden Bissen mindestens fünfzehn bis dreißig Mal zu kauen, bevor Sie ihn herunterschlucken.

Achten Sie auf irgendwelche Reaktionen in Bezug auf Veränderungen der Konsistenz der Nahrung, während Sie kauen, und nehmen Sie Ihre Reaktion darauf wahr, wie lange es insgesamt dauert, so zu essen.

Vielleicht möchten Sie jeden Tag nur während eines Teils einer Mahlzeit so essen, doch wenn Sie sich daran gewöhnen, stellen Sie möglicherweise fest, dass Sie Ihr ganzes Essen gründlicher kauen.

Je mehr Hunger wir haben, umso wichtiger ist es, achtsam zu essen. Wenn Sie das Gefühl haben, „zu verhungern" oder einen „Mordshunger" zu haben, lassen Sie sich ganz bewusst Zeit und kauen Sie gründlich, bevor Sie das Essen herunterschlucken. Bei jedem Schlucken können Sie im Stillen sagen: „Lieber Körper, ich schicke dir jetzt ein Geschenk, etwas sehr Gutes."

Beobachten Sie, wie sich dieses Gefühl beinahe verzweifelten Hungers im Lauf des Essens verändert. Wann verschwindet es?

Trinken Sie langsam

Wenn wir ein Getränk in uns hineinschütten, schmecken wir es nicht. Daher trinken wir mehr, in dem Bemühen, mehr Geschmacksempfindungen zu erleben. Wir können zwei Methoden ausprobieren, um langsamer zu trinken. Die erste besteht darin, das, was wir trinken, zu genießen, indem wir die Flüssigkeit ein paar Sekunden im Mund lassen, bevor wir sie hinunterschlucken. Wirbeln Sie sie ein bisschen herum und genießen Sie den Geschmack, bevor Sie schlucken. Tun Sie so, als machten Sie bei einer Fernsehwerbung mit und sollten den Zuschauern zeigen, wie sehr Sie dieses Getränk genießen.

Die zweite Methode besteht darin, die Tasse oder das Glas abzustellen, während Sie schmecken und schlucken. Erst wenn der Mund leer ist und der Geschmack schwindet, nehmen wir die Tasse oder das Glas wieder in die Hand und trinken noch einmal.

Legen Sie das Besteck ab

Dies ist eine der zuverlässigsten und einfachsten Methoden, um langsamer zu essen. Legen Sie das Besteck jedes Mal, nachdem Sie sich einen Bissen in den Mund gesteckt haben, zurück auf den Teller oder in die Schüssel. Nehmen Sie es erst wieder in die Hand, wenn Sie den Bissen in Ihrem Mund vollständig gekaut, ausgekostet und heruntergeschluckt haben. Um das Essen in Ihrem Mund wirklich zu schätzen, können Sie beim Kauen und Herunterschlucken die Augen schließen.

Wenn Sie diesen einen Bissen gründlich geschmeckt haben und er fort ist, nehmen Sie das Besteck, führen einen weiteren Bissen zum Mund und legen das Besteck wieder ab. Achten Sie auf die interessanten Impulse, die sich bei dieser Übung im Mund einstellen.

Essen Sie mit der nichtdominanten Hand

Bei dieser Methode benutzen Sie beim Essen bewusst Ihre nichtdominante Hand. Falls Sie also normalerweise Ihre rechte Hand benutzen, um die Gabel zu halten und das Essen zum Mund zu führen, wechseln Sie jetzt und essen Sie eine Woche lang mit der linken Hand. Sehen Sie, was geschieht. Es kann ziemlich lustig sein.

Ich habe mit dieser Übung begonnen, um mich in Achtsamkeit zu üben, aber nun tue ich es jeden Tag auch deshalb, um meine linke Hand für den Fall, dass ich irgendwann einen Schlaganfall bekommen sollte, zu stärken. In meiner Familie sind schon einige Schlaganfälle vorgekommen, daher denke ich mir, dass es vernünftig ist, vorauszuplanen, und dass es eine gute Übung für meine rechte Gehirnhälfte ist.

Mit Stäbchen essen

Diese Übung führt dazu, dass wir langsamer essen und bei jedem Bissen aufmerksamer sind. Sie ist sehr wirkungsvoll, wenn Sie nicht geübt darin sind, Stäbchen zu benutzen. Vielleicht ist dies einer der Gründe, weshalb Fettleibigkeit historisch kein Problem in Asien war. Das Benutzen von Stäbchen macht das Hinunterschlingen einer Schüssel Eis völlig unmöglich.

Wer mit Stäbchen bereits gut umgehen kann oder eine doppelte Herausforderung zur Übung der Achtsamkeit sucht, kann versuchen, die Stäbchen mit der nichtdominanten Hand zu halten. Sie können auch ausprobieren, die Stäbchen nach jedem Bissen abzulegen.

Die rechte Menge

Die nächste Richtlinie für Achtsamkeit beim Essen hat damit zu tun, wie viel wir essen. Das Konzept der „rechten Menge" leitet sich von der buddhistischen Lehre des Achtfachen Pfads zur Erleuchtung ab. Jedes Glied des Pfades wird mit dem Adjektiv „recht" bezeichnet: rechte Anschauung, rechte Achtsamkeit, rechtes Streben und so weiter. In der buddhistischen Lehre heißt „recht" angemessen, zuträglich, zu Glück und Freiheit führend. Was ist dann die „rechte Menge"?

Von der rechten Menge hörte ich erstmals durch meinen Zen-Lehrer Maezumi Roshi. Er sagt, wenn man überlegte, welche Art zu handeln in irgendeiner Situation die ethisch richtige sei, müsse man mehrere Aspekte berücksichtigen: die rechte Zeit, den rechten Ort, die rechten Menschen und die rechte Menge. Den letzten Aspekt, die rechte Menge, verstand ich erst wirklich, als ich begann, achtsames Essen zu praktizieren. Ich begriff, dass achtsames Essen ethisches Handeln ist. Es ist ethisches Handeln im Hinblick auf uns selbst, im Hinblick auf all die Wesen, die das Essen auf unseren Teller bringen, und im Hinblick auf all jene, die auf der Welt Hunger leiden. Ein Land, das mehr als seinen Anteil an der Nahrung der Welt verbraucht, ist ein Land voller Menschen, die das Leid nicht wahrnehmen, das entsteht, wenn wir uns der „rechten Menge" nicht bewusst sind. Die National Catholic Rural Life Conference ist eine Vereinigung, die sich den Belangen auf dem Land lebender Menschen, die die Verantwortung „für die Sorge für Gottes Schöpfung" tragen, widmet. Sie bezeichnen die Pflege des Netzes des Lebens als spirituelle Verantwortung und sehen „Essen als moralischen Akt".[9]

Im Kloster sind unsere Mahlzeiten ein wesentlicher Teil unserer spirituellen Praxis. Mindestens eine Mahlzeit am Tag nehmen wir gemäß einer alten Zen-Zeremonie namens Ōryōki ein. Bis auf die Rezitation essen wir schweigend und benutzen einen besonderen Satz Schalen. Die Schalen sind von der Größe her abgestuft, so dass sie ineinander passen. Selbst die größte Schale ist nicht sehr groß; etwa 350 Milliliter passen hinein. Ōryōki bedeutet „gerade genug". Die bescheidene Größe unserer Essschalen hilft uns, gerade genug zu essen, um gesund zu bleiben, gerade genug, um Befriedigung zu empfinden, gerade genug, um meditieren zu können, ohne schläfrig zu werden, gerade genug, um nicht von Gier beherrscht zu werden.

„Gerade genug" ist keine feste Menge. Es kann sich je nach den Umständen ändern. Um wahrzunehmen, was „gerade genug" ist, müssen wir achtsam sein. Wenn wir Ōryōki praktizieren, können wir nicht zu viel essen, da wir innerhalb der für die Mahlzeit vorgesehenen Zeit essen müssen, was in unseren Schalen ist. Wir müssen uns bewusst sein, wie die Umstände sich verändern, wie hungrig wir sind, wie viel wir uns bewegt haben und wie kalt es ist. In unserem Kloster ist es im Winter kalt und wir brauchen zusätzliche Kalorien, um uns warm zu halten. Ein junger Mann, der noch wächst und den ganzen Morgen Löcher für Zaunpfähle ausgehoben hat, braucht doppelt so große Portionen wie ein Mensch mittleren Alters wie ich. Bei der Menge, die wir zu uns nehmen, berücksichtigen wir alle, wie viel Essen in den Servierschalen ist, wie viele Leute davon essen sollen und wie viel Nahrung sie brauchen.

Der hochgeschätzte buddhistische Mönch Ajahn Chah gab folgende Ratschläge zur rechten Menge:

> *„Wenn Sie glauben, dass Sie nach fünf weiteren Bissen satt sein werden, hören Sie auf zu essen und trinken Sie etwas Wasser, dann haben Sie genau die rechte Menge gegessen. Wenn Sie danach sitzen oder gehen, werden Sie sich nicht schwer fühlen… Doch so verhalten wir uns normalerweise nicht. Wenn wir uns satt fühlen, essen wir noch fünf Bissen. Unser Geist fordert uns dazu auf. Er weiß nicht, wie er sich selbst lehren soll… Jemand, dem es an dem ernsten Wunsch, seinen Geist zu unterrichten, mangelt, wird es nicht schaffen können. Beobachten Sie ständig Ihren Geist."* [10]

Wie bereits erwähnt, kann es heutzutage gesundheitsschädlich sein, wenn man alles auf seinem Teller isst. „Normale" Portionsgrößen sind innerhalb nur einer Generation dramatisch größer geworden. Diese Größenzunahme ist überall erfolgt, wo es um Essen geht: bei den Portionen, die in Supermärkten verkauft, in Restaurants serviert werden, die in Kochbüchern angesetzt und zu Hause auf unsere Teller geladen werden. Industriell hergestellte Plätzchen sind inzwischen sieben Mal so groß wie die vom

US-Landwirtschaftsministerium vorgegebene Standardgröße, und Muffins sind dreimal so groß![11] Unsere Teller und Schüsseln, sowohl zu Hause als auch in Restaurants, sind größer geworden; in Antiquitätenläden halten Kunden alte Servierplatten oft irrtümlich für Speiseteller. Wenn wir größere Teller, Schüsseln und Servierbesteck benutzen, nehmen wir uns mehr und essen auch mehr. Viele Studien zeigen, dass wir mehr essen, wenn wir größere Behälter benutzen. Wenn man Menschen zum Beispiel eine 500-Gramm-Tüte M&M's (bunte, mit Zucker umhüllte Schokolinsen oder Mandeln bzw. Erdnussbutterkügelchen) gibt, aus der sie naschen können, während sie einen Videofilm sehen, essen sie doppelt so viel davon wie Menschen, denen man eine halb so große Tüte gibt.[12] Es spielt keine Rolle, ob wir ein sechsjähriges Kind sind, das in der Schule isst, oder ein Wissenschaftler, der in einem Lebensmittellabor arbeitet – wenn wir größere Portionen bekommen, lassen wir uns alle verleiten, mehr zu essen.[13]

Asiatische und europäische Touristen sind oft schockiert über die riesigen Portionen in amerikanischen Restaurants. Statt zu viel zu essen oder zu verschwenden, teilen sie sich lieber zu zweit eine Portion. Die Portionsgrößen in Fast-Food-Ketten in europäischen Ländern sind kleiner als in denselben Ketten in den Vereinigten Staaten. Auch sind die Portionen aller Speisen bis auf Salate zum Beispiel in Frankreich kleiner.[14]

Forschungen zeigen, dass Kinder bis zum Alter von fünf Jahren über einen gut funktionierenden „Appestat" verfügen. Selbst wenn man ihnen extra große Portionen Makkaroni mit Käse gibt, essen sie, bis sie keinen Hunger mehr haben, und hören dann auf. Mit über fünf Jahren fangen Kinder dagegen an, sich bei der Menge, die sie essen, danach zu richten, wie viel auf ihrem Teller ist.[15] Sie verlieren das Bewusstsein für ihren Appestat. Von den Gesundheitsbehörden wird es so zusammengefasst: „Physiologische Sättigungssignale werden von Speisesignalen wie großen Portionen, leichter Zugänglichkeit und der sensorischen Attraktivität der Speisen verdeckt."[16] Mit anderen Worten, wenn wir in die Vorschule kommen, beginnt die Gier des Augen-, Nasen- und Mundhungers sich über die Weisheit des Magen- und Zellhungers hinwegzusetzen.

Viele Erwachsene haben die Signale ihres Appestats so lange ignoriert, dass sie keinerlei Gefühl mehr dafür haben, wann sie mit dem Essen aufhören sollen. Sie verlassen sich auf gesellschaftliche und optische Signale und hören meist erst dann auf zu essen, wenn andere Leute am Tisch mit dem Essen fertig sind und nichts mehr zu essen da ist. Oder sie reagieren auf die schmerzhaften Signale eines überdehnten Magens.

Zwei Jahre nach einem Kurs über Achtsamkeit beim Essen fragte ich einen Mann, der daran teilgenommen hatte, was er nützlich gefunden habe. Er sagte, er habe gelernt, sein Essen in kleine Stückchen zu schneiden und diese langsam zu essen. Ein einschneidendes Erlebnis bei dem Kurs sei für ihn die Erkenntnis gewesen, dass ein achtsam gegessenes Stück Apfel genauso befriedigend sein könne wie ein ganzer Apfel. (Amerikanische Apfelanbauer tun ihr Bestes, um diese Erkenntnis zu verschleiern. Sie haben im japanischen Fernsehen Werbespots geschaltet, in denen potentiellen Kunden, die es bisher gewohnt waren, wenige kunstvoll geschnittene und auf einem Teller angerichtete Apfelstücke zu essen, gezeigt wird, wie man einen ganzen Apfel „richtig" packt und kräftig hineinbeißt.)

Zen-Meister empfehlen, zu essen, bis der Magen zu zwei Dritteln gefüllt ist. Die Okinawaner, das langlebigste Volk der Welt, nennen diese Praxis *hara no hachi bu*, was „Magen zu acht Zehnteln voll" bedeutet. Es bedeutet, nie so viel zu essen, bis der Magen ganz voll ist, sondern etwas Platz darin zu lassen. Ein japanisches Sprichwort besagt: Acht Zehntel eines vollen Magens nähren den Menschen, die beiden übrigen Zehntel nähren den Arzt.[17]

Wenn wir den Rat der spirituellen Meister befolgten, würden wir uns beim Essen um Achtsamkeit für den Magenhunger und den Zellhunger bemühen und aufhören, wenn unser Magen zu achtzig Prozent voll wäre – oder wenigstens vier oder fünf Bissen, bevor er ganz voll wäre. Dann würden wir etwas Wasser trinken.

Die richtige Menge zu sich nehmen

Halten Sie vor dem Essen inne, sehen Sie sich die Speisen an und schätzen Sie ein, wie viel Sie essen müssten, bis Ihr Magen zu zwei Dritteln voll wäre. Während Sie sich eine kleine Portion nehmen und sie achtsam essen, denken Sie: „Ich esse diese Portion der Gesundheit meines Körpers und Geistes zuliebe."

Nehmen Sie sich mindestens zwanzig Minuten Zeit zum Essen. Wenn Sie das Gefühl haben, dass Ihr Magen zu zwei Dritteln voll ist, trinken Sie etwas.

Dann schätzen Sie die sieben Arten von Hunger ein, vor allem den Magenhunger, den Zellhunger und den geistigen Hunger. Sind sie gestillt oder nicht? Falls ein Teil mehr zu essen haben will, warum will er das?

Falls Sie sich einen Nachschlag nehmen, überlegen Sie: „Ich nehme mir diese zweite Portion im Interesse von_____." Sehen Sie, ob und wie Ihr Geist die Lücke ausfüllt.

Die Energiebilanz

Achtsamkeit beim Essen kann man auch dadurch pflegen, dass man sich dessen bewusst wird, was ich „Energiebilanz" nenne. Nahrung ist Energie – genau genommen Sonnenlicht, das zu Pflanzen und dann zu Tieren umgewandelt wird. Wenn wir essen, nehmen wir die Energie des Sonnenlichts in uns auf. Wenn wir unser Leben leben, setzen wir diese Energie frei und verbrauchen sie.

Falls unser Gewicht konstant bleibt, ist dies ein sicheres Zeichen, dass die Energie, die in unseren Körper hereinfließt, der Menge an Energie entspricht, die aus ihm hinausströmt. Die Energie befindet sich bei uns im Gleichgewicht. Falls wir abnehmen, bedeutet das, dass mehr Energie hinaus- als hereinfließt. Falls wir zunehmen, heißt das, dass mehr Energie herein- als hinausfließt.

Wie fließt die Energie in uns herein? Indem wir essen und trinken. So gern wir auch glauben würden, wir nähmen auf geheimnisvolle Weise Energie aus der Atmosphäre auf, während wir nachts schlafen, oder wir nähmen allein vom Betrachten reichhaltigen Essens zu, es entspricht nicht der Wahrheit. Wir selbst führen uns Energie durch unseren eigenen offenen Mund zu.

Wie fließt die Energie aus uns hinaus? Durch alle Aktivitäten des menschlichen Körpers. Dazu zählen das Warmhalten des Körpers, das Bewegen, das Betreiben der Stoffwechselfabriken in all unseren Zellen und das, was als „insensibler Verlust" bezeichnet wird. Insensibler Verlust umfasst die Energie, die wir verlieren, wenn wir warmen Atem ausstoßen, warmen Urin ausscheiden, wenn wir frösteln und wenn wir Fieber haben.

Hereinfließende Energie	Hinausfließende Energie
Nahrung	Warmhalten
Getränke	Bewegung
	Betreiben der Zellfabriken
	Insensible Verluste

Wenn wir abnehmen wollen, so gibt es nur zwei Möglichkeiten, das zu erreichen: Wir müssen weniger Energie in unseren Körper herein- oder mehr Energie hinausfließen lassen.

Umgekehrt gibt es nur zwei Möglichkeiten zuzunehmen: Wir müssen mehr Energie in unseren Körper herein- oder weniger Energie hinausfließen lassen.

Diese Energiebilanz mag offensichtlich erscheinen, doch selbst gebildete Menschen wissen oft nichts darüber. Zum Beispiel stellen die meisten Leute fest, dass sie im Herbst, wenn es draußen kälter wird, mehr Hunger haben. Der Körper verbrennt mehr Kalorien allein zur Aufrechterhaltung einer konstanten inneren Körpertemperatur. Daher verlangt er nach mehr Brennstoff und außerdem nach einer isolierenden Schicht zum Schutz vor der Kälte. Wenn Menschen wenig essen und fieberhaft Sport treiben, wie es bei Magersucht oft der Fall ist, gerät die Energiebilanz dramatisch aus dem

Gleichgewicht und die Betroffenen nehmen rapide und erschreckend viel an Gewicht ab.

Auch wenn wir ernstlich krank sind, nehmen wir ab, weil mehr Energie hinausfließt und gleichzeitig oft weniger Energie hereinkommt. Sagen wir, Sie hätten eine Magen-Darm-Grippe. Sie leiden unter Übelkeit und finden den Gedanken an Essen abstoßend. Daher essen Sie einen Tag lang nichts. Wenn Sie sich allmählich besser fühlen, können Sie immer noch nicht mehr als ein wenig warme Suppe vertragen. Vielleicht haben Sie Fieber, was Kalorien verbraucht, oder Erbrechen und Durchfall, wodurch Kalorien aus dem Körper hinausbefördert werden. Bei den meisten Menschen kommen Erbrechen und Durchfall nicht allzu häufig vor, doch sie können den Ausstoß von Energie erheblich steigern. Wenn Menschen die aufgenommenen Kalorien absichtlich loszuwerden versuchen, indem sie mehrmals täglich erbrechen oder häufig große Dosen Abführmittel nehmen, setzen sie ihr Leben aufs Spiel.

Die Energiebilanz ist auch der Grund dafür, dass wir im Allgemeinen zunehmen, wenn wir älter werden. In unserer Jugend waren wir aktiver. Wir gingen schneller, saßen und schliefen weniger und hatten eine höhere Körpertemperatur, also brauchten wir mehr Kalorien. Mit zunehmendem Alter verlangsamt sich bei uns allmählich alles, doch wir haben im Geiste noch immer eine Vorstellung davon, wie viel wir essen sollten, nämlich so viel, wie wir gegessen haben, als wir Teenager oder in den Zwanzigern waren. Ein Verhältnis, das früher einmal ausgeglichen war, beginnt in die Richtung zu viel hereinfließender Kalorien zu kippen, und langsam, aber sicher verlieren wir unsere Taillen und setzen Bauchspeck an.

Jüngste Veränderungen in der Energiebilanz

Die Energiebilanz erklärt, warum so viele Menschen in Industrieländern heute übergewichtig oder fettleibig sind. Die Energiemenge, die in die Körper der Menschen hineinfließt, hat erheblich zugenommen, die Menge der herausfließenden Energie dagegen hat erheblich abgenommen.

Mehr Energieaufnahme	Weniger Energieverbrauch
Mehr konzentrierte Kalorien	Weniger Arbeit zur Nahrungsbeschaffung
Billige, kalorienreiche Lebensmittel	Arbeits- (und somit kalorien-)sparende Geräte
Größere Portionen Mehr Möglichkeiten, achtlos zu essen (z.B. Essen im Auto, am Computer und beim Fernsehen) Ständiges Naschen	Sitzender Lebensstil Unterhaltung ohne Bewegung (z.B. Autofahren, statt zu Fuß zu gehen; Spielen von Videospielen; Fernsehen) Kein Sport oder keine Pause in der Schule
Snacks aus Automaten	

Als die meisten Menschen ihre Nahrung noch selbst erjagen oder anbauen mussten, verbrauchten sie bei der Beschaffung ihres Essens fast genauso viele Kalorien, wie das Essen auf ihren Tellern enthielt. Denken Sie daran, wie viel Arbeit es ist, einen Wald zu roden, damit ein Feld entsteht, Bäume zu fällen, Unterholz und Steine zu entfernen und Zäune zu bauen. Darauf folgte das Pflügen und Anpflanzen, Hacken und Jäten, Gießen, erneutes Jäten, Ernten, Kochen und Einmachen. Manche Pflanzen, etwa Salat oder Tomaten, bieten dem Gärtner weniger Kalorien, als sein Körper verbraucht, um sie zu pflegen, und bewirken somit letztlich einen Kalorienverlust.

Schon von A nach B zu kommen kostete früher Kalorien. Die Menschen liefen oft mehrere Meilen in die Stadt, um Dinge zu kaufen, die sie nicht anbauen konnten, wie Mehl oder Zucker. Wenn sie Glück hatten, hatten sie Kutschen, aber auch das war nicht leicht. Dazu musste man

Scheunen bauen, Pferde einfahren und füttern, Wagen bauen und reparieren. Selbst wenn man in der Stadt lebte, musste man sich körperlich betätigen. Alte Mietshäuser hatten keinen Aufzug, wenn sie weniger als fünf Stockwerke hatten. Können Sie sich vorstellen, wie sich die Leute heute darüber beschweren würden?

Fettzellen haben eine Aufgabe: Brennstoff, der nicht gleich benötigt wird, zu speichern. Wenn wir ihn essen, speichern sie ihn. Wenn wir ihn brauchen, geben sie ihn frei. Der Körper hat keine andere Möglichkeit, Brennstoff (Kalorien) loszuwerden, außer der, ihn zu verbrennen. Doch er verbrennt ihn nur dann, wenn wir eine negative Energiebilanz haben, das heißt, wenn wir weniger Kalorien zu uns nehmen, als wir für die tägliche Arbeit brauchen.

Wenn wir einmal zugenommen haben, ist es schwer, wieder abzunehmen. Fettgewebe verhält sich wie ein endokrines Organ. Wenn wir versuchen, allzu schnell abzunehmen, schaltet der Körper aus Angst vor Hungersnot auf Sparflamme. Um das zu vermeiden, sollten wir nur langsam abnehmen, ungefähr ein halbes bis ein Kilo pro Monat. Das bedeutet, 100 bis 250 weniger Kalorien pro Tag zu sich zu nehmen oder 100 bis 250 Kalorien mehr bei körperlicher Betätigung zu verbrauchen.

Kleine Veränderungen sind am erfolgversprechendsten. Jetzt, da ich ein mittleres Lebensalter erreicht habe, bedeutet das für mein eigenes Leben:

- zu Fuß durch das Einkaufszentrum zu laufen, statt mit dem Auto zu einem zweiten Geschäft zu fahren
- mehrere Blocks von meinem Ziel entfernt zu parken
- die Treppe zu benutzen, wann immer ich kann
- keine Süßigkeiten oder Erfrischungsgetränke zu kaufen
- die Süßigkeiten, die mein Mann mir kauft, in einer Schublade in seinem Arbeitszimmer aufzubewahren
- im Gefrierschrank einen Ersatz für Eis zu haben, etwa gefrorene Früchte
- die kleine Tüte Chips zu kaufen und mir die Chips einzeln zuzuteilen
- eine kleine erste Portion zu nehmen und zu überlegen, warum ich eigentlich eine zweite nehmen will – aus Hunger oder aus Gewohnheit?

- zuerst das Hauptgericht zu essen, eine Weile zu warten und dann in meinen Magen und Körper hineinzuhorchen, um zu entscheiden, ob ich noch einen Nachtisch nehmen soll und wenn ja, wie viel

ÜBUNG
Mit der Energiebilanz arbeiten

Sehen Sie sich die obige Auflistung kleiner Veränderungen an und suchen Sie sich eine aus, die Sie mindestens einen Monat lang probieren. Oder überlegen Sie sich selbst eine Veränderung in Ihrer Energiebilanz und halten Sie sich einen Monat lang daran. Gewinnen Sie die Unterstützung ihrer Familie und Freunde, damit diese Sie an Ihr Projekt erinnern oder sich Ihnen anschließen.
Berichten Sie am Ende des Monats jemandem, was Sie auf diese Weise gelernt haben. Dies könnte ein Partner sein, der sich auch um achtsames Essen bemüht, Mitglieder einer Gruppe für achtsames Essen oder einfach ein Freund.

Achtsames Ersetzen

Die meisten Leute sind sich bewusst, dass sie viele Stimmen in ihrem Inneren haben. Eine kindliche Stimme sagt vielleicht: „Ich will etwas Süßes! Ich habe den ganzen Tag hart gearbeitet und hab mir eine Belohnung verdient! Zufällig weiß ich, dass eine Packung Eis im Gefrierschrank ist." Eine mütterliche Stimme sagt: „Es ist erst vier Uhr. Du bekommst erst Nachtisch, wenn du etwas Richtiges gegessen hast." Eine entrüstete Stimme ruft aus: „Moment mal! Hast du nicht fünf Kilo Übergewicht? Du solltest mindestens ein Jahr lang nicht mal an Nachtisch denken!"

Wie können wir mit diesen widersprüchlichen Stimmen geschickt umgehen und Frieden an den Esstisch bringen? Es ist nicht gut, die Stimmen zu unterdrücken; dann ziehen sie sich nur in den Untergrund zurück, wo sie Unheil stiften können. Ebenso wenig ist es gut, ihnen nachzugeben; dadurch werden sie nur stärker.

Als Erstes müssen wir die Stimmen wahrnehmen. Jede enthält ein Stückchen Wahrheit. Es könnte sowohl wahr sein, dass Sie hart gearbeitet haben und etwas Süßes zur Belohnung genießen würden, als auch, dass es Ihnen nicht gut tun würde, durch den vielen Zucker ganz nervös zu werden oder noch mehr zuzunehmen. Wie kann man beiden Wahrheiten gerecht werden? Indem man einen Ersatz findet.

Wenn wir der hungrigen Stimme einen in Scheiben geschnittenen, mit Honig beträufelten Pfirsich anstelle von Eis mit Karamellsauce anbieten, machen wir uns eine grundlegende Praxis achtsamen Essens zunutze, nämlich die des achtsamen Ersetzens. Wenn wir wahrnehmen, dass es viele Stimmen in unserem Inneren gibt – von denen manche hilfsbedürftig, ruhelos und ängstlich sind –, sollten wir diese Energien und Stimmen würdigen und für sie sorgen, nicht auf eine neurotische, egozentrische Weise, sondern auf die umsichtige und bedachte Weise, wie gute Eltern ein kleines Kind wahrnehmen und für es sorgen. Das bedeutet nicht, bei der Arbeit aus einer angespannten Planungskonferenz hinauszulaufen, um dem „inneren Kind" einen ganzen Käsekuchen zu gönnen, den man in einer Badewanne voller Schaum isst. Es könnte aber bedeuten, die besorgte Stimme im Inneren zu hören oder die ersten Zeichen von Anspannung im Körper zu spüren und um eine kurze Pause zu bitten, damit man etwas Heißes trinken oder ein Bonbon lutschen kann.

Schüler haben mir von vielen Ersetzungstricks, die sie erfunden haben, erzählt. Sie ersetzen Süßigkeiten durch Kaugummi, einen Schokoladentrüffel durch ein Schokoladenbonbon oder das Hinunterstürzen eines süßes Getränks durch das langsame Ritual, einen heißen Tee zu kochen. Ein Schüler ersetzt Eis durch gefrorene Mangoscheiben oder Erdbeeren. Ein anderer schneidet ein Stück Zimttoast in kleine Stückchen und isst sie langsam anstelle eines Stücks Kuchen mit Glasur. Eine andere Schülerin sagte, dass sie, wenn sie merkt, wie sie Lust auf Süßes bekommt, statt dessen etwas Saures isst, weil sie festgestellt hat, dass dadurch ihr Verlangen nach Süßigkeiten verschwindet. Meist nimmt sie sich ein wenig Sauerkraut aus einem Glas, das im Kühlschrank bereitsteht. Wenn Sie das nicht anspricht, können Sie auch saure Gurken, Oliven oder Gimchi (eingelegten Chinakohl) nehmen. Es hilft, wenn der Geschmack ziemlich intensiv ist. Wenn Sie die Methode des Ersetzens anwenden und dann achtsam essen, profitieren Sie doppelt.

Es geht darum, dass wir gut für uns selbst sorgen, so wie es liebende und weise Eltern tun würden. Wir sollten weder in das Extrem verfallen, ärgerlich zu schimpfen und uns selbst zu verleugnen, noch sollten wir aus den Augen verlieren, was gesund ist, und allzu nachgiebig sein. Am besten ist es, geschickt einen mittleren Kurs zu steuern, auch wenn er vielleicht etwas wackelig sein mag.

ÜBUNG
Achtsames Ersetzen

Wenn Sie einkaufen gehen, suchen Sie sich gezielt eine verlockende, jedoch gesunde Leckerei wie die oben beschriebenen aus und kaufen Sie diese. Wenn Sie das Gefühl haben, sie zu brauchen, nehmen Sie sich Zeit bei der Vorbereitung. Servieren Sie sich die Leckerei auf einem hübschen Teller.

Bevor Sie anfangen zu essen, schätzen Sie die sieben Arten von Hunger ein. Schätzen Sie den Grad der Zufriedenheit in Ihrem Körper und Herzen ein. Dann essen Sie die Leckerei langsam, ohne jede Ablenkung. Schätzen Sie die sieben Arten von Hunger und den Grad der Zufriedenheit in Ihrem Körper und Herzen erneut ein. Falls Sie Mitglied in einer Gruppe für achtsames Essen sind, tauschen Sie sich darüber aus, welche Arten von Ersatz bei Ihnen funktioniert haben.

Aus den Augen, aus dem Sinn

Ich neige zu etwas, das ich „Anwandlungen von Lieblingsspeisen" nenne: Mehrere Wochen lang habe ich ein Verlangen nach etwas Bestimmtem, wie Lakritz, und esse regelmäßig davon, bis dieses Verlangen wieder vollständig verschwindet. Früher liebte ich Schokolade, doch vor ein paar Jahren entwickelte ich eine Allergie dagegen. Jedes Mal, wenn ich Schokolade aß, bekam ich schmerzhafte Bläschen im Mund. Ich versuchte alles Mögliche, um an dieser traurigen Tatsache vorbeizukommen, verzichtete einen Monat, verzichtete sechs Monate lang auf Schokolade, doch es nützte nichts. Selbst ein einziges, kleines Schokoladenflöckchen genügte als Auslöser. Ohne meine Lieblingsspeise für die Seele hatte ich das Gefühl, etwas entbehren zu müssen.

Eines Tages entdeckte ich, dass die Erdnussbutter-Kugeln Reese's Pieces keine Schokolade enthalten! Ich war so glücklich, dass mein lieber Mann mir eine riesige Tüte kaufte (große Packungen sind schließlich billiger) und in eine Schublade meines Schreibtischs legte. Erst aß ich nur hin und wieder ein paar, dann ein paar Handvoll, schließlich hatte ich über zwei Kilo zugenommen. Ich trat innerlich einen Schritt zurück, um zu sehen, wie sich das Verlangen nach diesen Süßigkeiten in meinem Geist abspielte. Ich stellte fest, dass, wenn ich in Reichweite der Tüte saß, bald ein Bild der Süßigkeiten vor meinem geistigen Auge erschien. Wenn ich es wegschob, kam es immer wieder, bis ich schließlich nachgab und mir ein paar nahm. Je weiter ich von meinem Arbeitszimmer weg war, umso seltener tauchte das Bild auf und umso weniger lebhaft und unwiderstehlich wirkte es.

Daher legte ich die Tüte in eine Aktenschublade im Arbeitszimmer meines Mannes, mehrere Flure und Türen entfernt. Nur ungern ging ich in sein Arbeitszimmer und kramte vor seinen Augen die Tüte heraus. Also aß ich weniger von den Süßigkeiten und da mein Verlangen danach weniger oft verstärkt wurde, erschienen die bunten Bilder der Süßigkeiten auch weniger oft vor meinem geistigen Auge. Das Verlangen nach den kleinen Erdnussbutterleckereien nahm allmählich ab und verschwand schließlich ganz. Heute sind sie mir gleichgültig. Sie haben ihren Reiz verloren.

Essforscher bestätigen die Wirksamkeit einer solchen Lösung. Sekretärinnen, denen kostenlos Pralinen in durchsichtigen Schachteln zur Verfügung gestellt wurden, aßen die meisten Pralinen, wenn diese sichtbar auf ihrem Schreibtisch standen, weniger, wenn die Schachtel in einer Schublade versteckt war, und noch weniger, wenn sie nur sechs Schritte gehen mussten, um sich eine Praline zu nehmen. Menschen essen auch deutlich mehr, wenn die gefüllten Servierschüsseln auf den Esstisch gestellt werden. Falls sie dagegen vom Tisch aufstehen und in die Küche gehen müssen, um sich einen Nachschlag zu holen, machen sie sich die Mühe oft nicht.[18]

Der Forscher Brian Wansink erzählt es so: Ein Mann kommt am Freitag in sein Büro und weil er es morgens eilig hatte und ohne Frühstück zur Arbeit fahren musste, hat er Hunger. Auf dem Weg zu seinem Schreibtisch sieht er einen Teller mit Donuts, die von einer Konferenz am Vortag übrig geblieben sind. Er berührt einen Donut mit einem Finger und stellt fest, dass er sich hart und altbacken anfühlt. Er geht zu seinem Schreibtisch, wo das Bild der Donuts ständig vor seinem geistigen Auge auftaucht. Er sagt „nein!" zu dem Impuls, aufzustehen und sich einen Donut zu holen. Er sagt zehn Mal „nein!". Schließlich steht er doch auf und geht in die Büroküche mit den altbackenen Donuts. Dort trifft er einen Kollegen, der die Donuts auf dem Weg ins Büro nicht gesehen hat und den ganzen Morgen gearbeitet hat, ohne von diesen Bildern und Impulsen abgelenkt zu werden. Wer wird die meisten Donuts essen? Wansink hat festgestellt, dass der Mann, der den ganzen Morgen mit den Bildern und Impulsen zu kämpfen hatte, stets mehr essen wird. Da ihm die Existenz der Donuts ständig in den Sinn kam, da er an die Möglichkeit dachte, sie zu essen, und zehnmal nein gesagt hat, wird er höchstwahrscheinlich am Ende ja sagen.[19]

Ich hatte einmal ein verblüffendes Erlebnis, das diese Beobachtung bestätigte. Ich habe Donuts noch nie gemocht. Irgendetwas an ihnen schmeckt für mich sonderbar. Mein erster Mann schwärmte für Donuts, daher überraschte ich ihn hin und wieder sonntags morgens damit, dass ich ihm einen Karton mit frischen Donuts holen ging. Er und die Kinder mochten sie gern, doch was mich betraf – ich probierte viele verschiedene Sorten und gab den Versuch, sie zu mögen, schließlich auf.

Dreißig Jahre später: Ich hatte gerade einen Workshop beendet und entspannte mich, während mich eine Freundin nach Hause fuhr. Wir hielten an einer Straßenecke an, wo Leute irgendetwas verkauften, um Geld für ihre Kirche zu sammeln. Meine Freundin, die stets Verständnis für solche Spendensammler hatte, reichte fünf Dollar aus dem Autofenster heraus und bekam dafür einen weißen Karton. Wie sich herausstellte, war der Karton voller Donuts. „Nein, danke", sagte ich, „ich mag keine Donuts." „Aber es sind Krispy Kremes", erwiderte sie. Ich hatte von der nationalen Leidenschaft für Krispy Kremes gelesen. Ich war müde und hungrig, hungrig genug, um sogar einen Donut zu essen, also biss ich zaghaft hinein. Mmhh! Ich biss noch einmal hinein. Cremig und süß! Ich konnte verstehen, wie es zu dieser Leidenschaft gekommen war! Ich aß einen ganzen Donut, dann noch einen und noch einen dritten. Sie schmeckten wirklich gut!

Im Lauf der nächsten Tage merkte ich beim Meditieren, dass ein neues Fenster auf meinem inneren Bildschirm aufgetaucht war. In dem Fenster war... ein sehr verlockender Krispy Kreme Donut zu sehen! Immer, wenn mir der Gedanke kam: „Aber ich mag gar keine Donuts!", wurde das Krispy-Kreme-Fenster größer. „Aber Krispy Cremes magst du *doch*!", stand darin. Ich beobachtete, in welchen Situationen das Fenster auftauchte, und stellte fest, dass es sich immer dann öffnete, wenn ich besorgt, müde oder hungrig war.

Da ich Donuts nie gemocht hatte und da die tägliche Meditation eine gewisse Weite des Geistes bewirkte, konnte ich einigermaßen objektiv sein. Ich konnte mich sogar über das Fenster amüsieren, das in meinem Geist aufblitzte. Zum Glück lebe ich in einem Kloster auf dem Land, anderthalb Stunden von der nächsten Krispy-Kreme-Verkaufsstelle entfernt, also verstärkte ich das plötzliche Aufwallen des Verlangens nicht, in dem ich hinauslief und mir einen Donut kaufte. Ich stellte einfach fest, wie sich das Fenster öffnete und wieder schloss. Es dauerte etwa drei Wochen, bis sich das Fenster schloss und nie mehr öffnete. Unterstützend wirkte dabei das (unwahre) Gerücht, die cremige Konsistenz von Krispy Kremes sei auf Glycerin zurückzuführen. Wenn mich das Verlangen nach einem Donut überkam, konnte ich dem entgegenwirken, indem ich mir vorstellte, wie Mineralöl in einen Donut gespritzt wurde.

Ein Anwalt erzählte mir, er könne sich nicht beherrschen, wenn er Süßes esse. Er hatte viele Methoden zur Einschränkung süßer Snacks und Desserts ausprobiert, doch keine funktionierte. Schließlich beschloss er, überhaupt nichts Süßes mehr zu essen. Das funktionierte. Bei dieser Methode fühlte er sich ganz wohl und konnte Plätzchen oder Kuchen fröhlich ablehnen, ohne auch nur einen zweiten Blick darauf zu werfen. Nach einem Jahr beschloss er, dass er zu streng war, daher nimmt er jetzt ein kleines Stück Kuchen bei Geburtstagspartys an.

Diese Methode „Aus den Augen, aus dem Sinn" funktioniert, da alles, was wir nicht verstärken, mit der Zeit seine Anziehungskraft verliert. Es ist eins der Prinzipien der Konditionierung. Wenn wir an etwas nicht denken, nicht darüber sprechen und keine Initiative ergreifen, um es zu bekommen, schwindet seine Kraft irgendwann. Hilfreich ist dabei aktives Ersetzen, nicht gewaltsamer Widerstand, denn Dinge, denen wir widerstehen, können besonders hartnäckig verlockend wirken. Wenn mein Geist anfing, Krispy Kremes heraufzubeschwören, ersetzte ich dies durch eine zuträglichere und interessantere geistige Betätigung, etwa eine Atemmeditation, einen Body-Scan oder eine Liebende-Güte-Meditation. (Diese Übungen werden in Kapitel 5 vorgestellt.) Als ich nicht an diese Donuts dachte, mit anderen nicht darüber sprach, keine kaufen ging, sie nicht roch und nicht aß, verloren sie schließlich ihre Macht über mich.

Fasten und achtsames Essen

Die radikalste Strategie gegen unausgewogenes Essverhalten ist Fasten. Oft fragen mich Menschen nach der Beziehung zwischen Fasten und achtsamem Essen. Ich kann nichts weiter empfehlen, als vernünftig und flexibel zu sein, falls Sie sich entscheiden zu fasten, und die Instrumente der Achtsamkeit und der Wahrheitsergründung zu nutzen, um zu entdecken, was das Fasten Sie lehren kann.

Beim Fasten lassen sich einige interessante Beobachtungen über Hunger und Zufriedenheit machen. Die erste Beobachtung ist die, dass unser geistiger Zustand zu Beginn des Fastens große Auswirkungen darauf hat, wie hungrig wir uns fühlen werden. Ein Techniker im Krankenhaus erzählte mir einmal, dass Patienten, die vor einer Darmspiegelung einen Tag lang bis auf klare Flüssigkeiten „fasten" müssen, sich oft lautstark darüber beschweren, wie „verhungert" sie sind, wenn sie zu der Untersuchung eintreffen. Dagegen lassen sich Menschen, die aus politischen oder religiösen Gründen zu fasten beginnen, von den Empfindungen in ihrem Bauch nicht aus der Ruhe bringen.

Die zweite Beobachtung besteht darin, dass die Symptome von Hunger, die zu bestimmten Uhrzeiten auftreten, kein Befehl des Körpers darüber sind, wie oft wir essen sollen. Tatsächlich ist das Gegenteil der Fall. Wir befehlen dem Körper, wann er Hunger empfinden soll. Viele von uns trainieren den Körper darauf, alle sechs Stunden Nahrung zu erwarten, zum Frühstück, Mittag- und Abendessen. Wenn wir in Südamerika leben und um neun Uhr zu Abend essen, knurrt uns nicht schon um halb sieben der Magen – er wartet dann bis neun Uhr. Wenn wir ein buddhistischer Mönch aus Thailand sind, knurrt unser Magen überhaupt erst um elf Uhr morgens, wenn die einzige größere Mahlzeit des Tages stattfindet.

Medienfasten

Der Körper ernährt sich von materieller Nahrung, doch der Geist nährt sich von Informationen, Gedanken, Meinungen und Ideen. Bisweilen ist der Geist voller Informationen, die zu einem ungesunden Geisteszustand führen. So können etwa widersprüchliche Informationen über Lebensmittel oder Diäten zu Sorgen darüber führen, was man essen soll und was nicht. Es kann auch passieren, dass der Geist zu viele Informationen über das Leid auf der Welt in sich aufgenommen hat, was dazu führt, dass wir ebenfalls leiden.

Unser menschlicher Geist und unser Herz sind darauf ausgelegt, mit dem Leid von rund fünfzig Menschen – denn so groß waren die meisten menschlichen Gruppen während des Großteils der hunderttausend Jahre unserer Evolution – umgehen zu können. Wenn die modernen Medien unser Herz und unseren Geist mit drastischen Bildern und Schilderungen des Leidens von Hunderttausenden auf der ganzen Welt erfüllen, kann es gut sein, dass wir uns überwältigt fühlen und mit Sorge und Verzweiflung reagieren. Wenn wir besorgt, deprimiert oder gestresst sind, steigt die Wahrscheinlichkeit, dass wir uns unausgewogen ernähren.[20] Auch kann sich Stress darauf auswirken, wie der Körper Nahrung verarbeitet und speichert, und kann die Cholesterinwerte im Blut steigen lassen.[21]

Es kann hilfreich sein, ein „Medienfasten" durchzuführen, einen Monat lang keine Zeitungen oder Zeitschriften zu lesen, kein Radio zu hören und keine Nachrichten im Fernsehen zu sehen. Alle, die das ausprobiert haben, berichten, dass sie und ihre Familien mit den Ergebnissen sehr zufrieden waren. Wenn Sie beschließen, wieder mit dem Sehen der Nachrichten oder Lesen der Zeitung anzufangen, um sich wieder darüber zu informieren, wie viele Menschen auf der Welt an jedem beliebigen Tag auf tausenderlei Art leiden, beschränken Sie die Dosis. Vielleicht brauchen Sie die Zeitung nur einmal pro Woche zu lesen, etwa sonntags. Keine Sorge, jeder wird Ihnen Bescheid sagen, wenn sich etwas Dramatisches auf der Welt ereignet. Spielt es wirklich eine Rolle, ob Sie es eine oder zwei Stunden später als andere erfahren?

ÜBUNG

Achtsames Fasten

Probieren Sie aus, nur einen Tag oder eine ganze Woche lang zu fasten und nur Säfte zu sich zu nehmen. (Falls Sie untergewichtig sind oder eine Krankheit wie Diabetes haben, fragen Sie erst Ihren Arzt.) Ergründen Sie Ihren körperlichen Hunger. Wann meldet er sich? Aus welchen Empfindungen setzt er sich zusammen? Ergründen Sie, was Ihr Geist über Nahrung und darüber, dass Sie nichts essen, sagt.

Probieren Sie mindestens eine Woche oder auch einen ganzen Monat lang „Medienfasten". Sehen Sie keine Fernsehnachrichten, hören Sie keine Nachrichten im Radio, lesen Sie keine Zeitungen, Nachrichtenmagazine oder Nachrichten im Internet. Nutzen Sie die Zeit für Meditationen, kreative Bemühungen oder zur Entspannung. Ergründen Sie, wie Ihr Geist auf dieses Fasten reagiert. Was fürchtet er?

Liebende Güte und der innere Kritiker

Wenn unsere Beziehung zum Essen und zu Lebensmitteln aus dem Gleichgewicht geraten ist, wird man leicht von negativen Gefühlen überwältigt. Vielleicht empfinden wir Abneigung gegenüber dem Bild unseres Körpers im Spiegel, Neid gegenüber Menschen, die „alles essen können, was sie wollen", oder Wut auf uns selbst, weil wir es nicht schaffen, unseren Kampf mit dem Essen und mit Lebensmitteln zu beenden. Was können wir tun, um diesen negativen Gefühlen entgegenzuwirken?

Wenn unser Geist erfüllt von den Stimmen widersprüchlicher Gedanken und Gefühle ist, fällt es schwer, irgendetwas auf gezielte, direkte Art zu tun. Es ist, als versuche man, einen Bus zu steuern, während alle Passagiere versuchen, sich auf den Fahrersitz zu quetschen und dabei darüber streiten, wohin der Bus fahren soll! Wie können wir eine gewisse Distanz zu diesen Stimmen gewinnen und den Bus unseres Lebens in die von uns gewählte Richtung steuern?

Der erste Schritt besteht darin, eine regelmäßige Meditationspraxis einzuführen. Meditation hilft, sich zu entspannen und den Geist zu beruhigen, etwas Raum um die inneren Stimmen herum zu schaffen. So können wir anfangen, sie zu sortieren, zu hören, was die einzelnen Stimmen uns zu sagen versuchen. (Grundlegende Anleitungen zur Meditation im Sitzen sind am Ende dieses Kapitels und auf Track 8 der Audio-CD zu finden.)

Wenn wir auf diese Weise in uns hineinhören, erkennen wir vielleicht einen Dreiklang von Stimmen, die unser Leben dominieren und uns unglücklich machen können. Sie lieben es, wenn wir ihnen die Macht übertragen, über unsere Ernährung zu bestimmen. Wir nennen sie innere Stimmen, weil wir hören können, wie sie von „innen" auf uns einreden. Wir können hören, wie sie miteinander darüber streiten, wie wir essen sollten. Wir können sie nach ihren grundlegenden Funktionen benennen: der innere Perfektionist, der innere Antreiber und der innere Kritiker.[22] Jede dieser inneren Stimmen hat ein bestimmtes und ziemlich beschränktes Aufgabengebiet.

Der innere Perfektionist

Die Aufgabe des inneren Perfektionisten besteht darin, sich nach Beispielen von Vollkommenheit umzusehen, damit er Ihnen sagen kann, wonach Sie streben sollten. Falls es Ihr Ziel ist, mitfühlender zu werden, könnte der innere Perfektionist auf Mutter Teresa oder den Dalai Lama als Vorbilder hinweisen. Wenn Sie danach streben, intelligenter zu werden, wird er Ihre Aufmerksamkeit auf Albert Einstein oder Stephen Hawking lenken.

Ein innerer Perfektionist, der sich mit dem Körper beschäftigt, sieht sich Zeitschriften oder Filme oder Leute auf der Straße an und sagt: „Siehst du diese dünne Frau mit den unglaublich großen Brüsten (oder diesen gewaltigen Kerl von einem Mann)? Das ist Perfektion, das solltest du anstreben." Es spielt keine Rolle, dass das Foto der Dame in der Zeitschrift an den Hüften abgeschnitten ist und dass ihre Schönheitsfehler wegretuschiert worden sind. Es spielt keine Rolle, dass der Mann Steroide genommen hat und jeden Tag sechs Stunden egozentrisch im Fitnesscenter verbringt. Der Perfektionist sucht nur nach Beispielen für Perfektion. Es interessiert ihn nicht, wie oder zu welchem Preis sie erreicht wird.

Der innere Antreiber

Die Aufgabe des inneren Antreibers besteht darin, Ihnen zu sagen, was Sie tun müssen, um Perfektion zu erreichen, und Sie dann anzutreiben, es zu tun. Der innere Antreiber erstellt furchtbar gerne Listen, lange Listen von Dingen, die Sie tun sollten. Er setzt Ihnen zu, beschwatzt Sie, drängelt und schubst, treibt Sie morgens aus dem Bett und lässt Sie nach seinem Plan arbeiten. Ständig ermahnt er Sie, nicht zu vergessen, was auf Ihrer Aufgabenliste steht. Vielleicht lässt er Sie auch eine Liste Ihrer Listen anlegen. Er ist nie zufrieden und wenn Sie abends zwei Dinge auf der Liste abhaken, fügt er morgens vier hinzu. Der innere Antreiber weiß, welches Vorbild an Schönheit oder Tugend der innere Perfektionist sich auserwählt hat, und sagt Ihnen, was Sie tun müssen, um genauso zu werden.

Falls Ihr Ziel darin besteht, intelligenter zu werden, sagt er Ihnen vielleicht, Sie sollten promovieren oder wenigstens alle betreffenden Vorlesungen an der nächsten Universität als Gasthörer besuchen und sich auf dem Laufenden halten, indem Sie akademische Fachzeitschriften lesen, während Sie auf der Toilette sitzen (Ihrer einzigen „freien Zeit", wenn der Antreiber über Ihr Leben bestimmt). Natürlich werden Sie alle bedeutenden Bücher gelesen haben, manche im Original, auf Russisch oder Französisch. Wenn Sie sich wünschen, mitfühlender zu werden, drängt der Antreiber Sie vielleicht dazu, ehrenamtlich in einem Hospiz oder einer Suppenküche zu arbeiten oder Ihren Besitz zu verschenken und bei den Armen zu leben. Falls Ihr Ziel darin besteht, sich „richtig" zu ernähren und einen gesünderen Körper zu bekommen, kann der innere Antreiber einen straffen Sport- und Diätplan für Sie aufstellen. Wenn Sie Zeitschriften lesen, hält der innere Antreiber stets Ausschau nach den neuesten Entdeckungen und Diäten, die er auf die Liste setzen kann.

Der innere Kritiker

Der Letzte in diesem mächtigen Trio ist der innere Kritiker. Seine Aufgabe besteht ausschließlich darin, zu kritisieren. Alles, was in sein Blickfeld kommt, ist gefundenes Fressen für die Angriffe des Kritikers. Er ist nie zufrieden, da Sie als Mensch stets unvollkommen sein werden und den Standards, die der Perfektionist aufgestellt hat, nicht genügen können. Sie werden nie so mitfühlend wie Mutter Teresa oder so intelligent wie Einstein sein oder einen Körper wie ein Zeitschriftenmodel haben. Warum? Weil der innere Kritiker Sie nicht mit einem echten Menschen vergleicht, etwa mit dem echten Filmstar, der ohne das Make-up, die Schönheitsoperationen, die geschickte Beleuchtung und die Fotoretusche eigentlich gar nicht so besonders aussieht. Vielmehr vergleicht er Sie mit einem unechten Menschen, einer Phantasiegestalt, die von den Medien in Zusammenarbeit mit Ihrem Geist erschaffen wurde.

Der innere Kritiker hat eine Menge über unsere Ernährung zu sagen. Denken Sie daran, seine Aufgabe besteht darin, zu kritisieren, und je mehr

Kritik er anbringen kann, umso zufriedener mit seiner Leistung ist er. Ein Indiz dafür, dass der innere Kritiker in uns spricht, ist es, wenn wir die Wörter „sollte" und „sollte nicht" hören. Das sind die Lieblingswörter des Kritikers. Zum Beispiel:

„Du solltest weniger essen."
„Du solltest nicht so verklemmt sein, was Essen angeht."
„Du solltest zwölf Gläser Wasser am Tag trinken."
„Du solltest nicht so viel trinken, davon nimmt man zu."
„Du solltest mehr tierisches Eiweiß zu dir nehmen."
„Du solltest kein Fleisch essen; ja, du solltest Veganer werden."

Vielleicht ist Ihnen anhand der obigen Beispiele und dadurch, dass Sie sich die negativen Bemerkungen Ihres eigenen Inneren angehört haben, aufgefallen, dass der innere Kritiker widersprüchliche Ratschläge erteilt. Denken Sie daran: Seine Aufgabe besteht ausschließlich darin, zu kritisieren. Er kritisiert gleichermaßen A und Nicht-A. Er kritisiert Sie, weil er meint, Sie seien achtlos, was Essen angeht, und wenn Sie sich bemühen, achtsam zu essen, kritisiert er Sie, weil er meint, Sie seien zu verklemmt und besessen vom Thema Essen. Der innere Kritiker ist oberflächlich, eindimensional. All seine Überlegungen zielen in die eine Richtung: „Was kann ich jetzt kritisieren?"

Allerdings greift der innere Kritiker nicht wirklich das „Jetzt" an, sondern das, was vor ein paar Sekunden oder Minuten geschehen ist. Der innere Kritiker stützt sich auf Vergleiche und wenn wir im gegenwärtigen Augenblick vollkommen präsent sind, wenn es in unserem geistigen Gewahrsein keine Vergangenheit und keine Zukunft gibt, gibt es auch nichts, was man vergleichen könnte. Es gibt nur das, was ist, so, wie es ist. Der innere Kritiker verschwindet.

Das bewirkt die Kraft der Achtsamkeit. Sie gibt uns unser Leben aus der Tyrannei des inneren Kritikers zurück. Sie lässt uns erleben, was wirklich wahr ist – in unserem Mund, in unserem Körper, hier und jetzt, ohne Vergleich oder Kritik. Wenn das geschieht, ist es, als sei eine gewaltige Last von unseren Schultern genommen.

Wenn dieses Trio – der innere Perfektionist, der Antreiber und der Kritiker – die Herrschaft über irgendeinen Bereich Ihres Lebens bekommt, hat es die Macht, ihn zu zerstören. Es kann Ihr Vertrauen in sich selbst und andere untergraben. Es kann Sie dazu bringen, mit etwas, was Sie sehr gerne tun, aufzuhören. Es wird das Leben aus Ihrem Leben heraussaugen.

Sehen wir uns an, wie dieses Trio im Bereich des Essens agieren könnte. Wenn Ihr Ziel darin besteht, sich gesünder zu ernähren, wird der Perfektionist Artikel lesen und Fernsehsendungen sehen, um die ideale Diät zu finden. Er wird mit Leuten, die auf Diät sind, reden, und Experten zuhören, wenn sie über Diäten diskutieren. Schließlich wird er sich eine aussuchen: die Atkins-Diät, die makrobiotische Diät, die Rohkostdiät, die South-Beach-Diät.

Nun kommt der Antreiber zum Zug, um die Diät umzusetzen. Er erstellt Listen von Lebensmitteln und Lebensmittelkombinationen, die Sie essen dürfen oder nicht, und legt fest, zu welchen Zeiten Sie essen dürfen und zu welchen nicht. Er listet Geschäfte auf, in denen Sie einkaufen sollen, verbotene Speisen, die Sie aus dem Haus schaffen sollen, Bücher, die Sie lesen sollten, Seminare, an denen Sie teilnehmen sollten, und Selbsthilfeprogramme oder Mailinglisten, denen Sie sich anschließen sollten.

Sobald Sie mit der Diät anfangen, macht sich der innere Kritiker an die Arbeit. Möglicherweise beginnt er schon an Ihnen herumzumeckern, bevor Sie überhaupt mit der Diät angefangen haben. „Du hast bei all deinen anderen kläglichen Versuchen, dich gesund zu ernähren, versagt. Warum bildest du dir ein, dass du es diesmal schaffen könntest? Wieso fängst du überhaupt an, wo du doch weißt, dass du wieder scheitern wirst?"

Wenn Sie diesem Angriff ausweichen und mit Ihrer neuen Diät beginnen, merkt der innere Kritiker Ihre Unvollkommenheit und weist Sie darauf hin, nicht etwa freundlich, sondern so formuliert und in einem solchen Ton, dass es garantiert wehtut.

„Du Idiot, du hast Grapefruit und Trauben zusammen gegessen. Wie konntest du vergessen, dass diese Kombination bei deiner neuen Diät verboten ist?"

„Mary Ann hält sich penibel an diese Diät und man sieht die Ergebnisse. Siehst du den inneren Glanz? Du dagegen scheiterst kläglich und jeder kann das sehen."

„Alle haben gesehen, wie du gestern Abend diese Chips gegessen hast, und sie lachen dich alle hinter deinem Rücken aus."

Wer braucht noch Feinde außerhalb von sich, wenn man Stimmen wie diese in seinem Inneren hat? Mit solchen inneren Stimmen ist es ein Wunder, dass Menschen überhaupt etwas in ihrem Leben verbessern können.

Auch wenn es manchmal unglaublich erscheinen mag, eigentlich versuchen diese inneren Stimmen, uns zu helfen. Ohne den inneren Perfektionisten würden wir uns nie von den Leistungen eines anderen Menschen inspirieren lassen oder Vorbildern nacheifern. Ohne den inneren Antreiber würden wir den ganzen Tag nur herumliegen. Ohne den inneren Kritiker würden wir nie merken, wenn wir unzulänglich sind und uns noch verbessern müssen. Diese Stimmen übermitteln nützliche Informationen, doch wenn sie zu mächtig und neurotisch werden, wiegt ihr Zerstörungspotential schwerer als ihr Ziel, uns zu helfen.

Was ist zu tun, wenn wir achtsames Essen praktizieren und die Stimme des inneren Kritikers hören? Sie zu hören ist großartig. Hören ist Teil des Gewahrseins, und Gewahrsein ist der Schlüssel zum Erwachen. Der Stimme zu glauben ist das Problem.

Ein wesentlicher Aspekt von Achtsamkeit besteht darin, diese Stimmen zu durchschauen, sich von ihnen nicht einfangen oder in die Irre führen zu lassen. Ihre Triebfeder ist Angst und Angst verschleiert die Sicht. Sie sagen uns nicht die Wahrheit. Wenn Sie beginnen, sich in Achtsamkeit zu üben, werden Sie feststellen, dass in Ihrem Inneren fast ständig ein Stimmengewirr herrscht – das ist bei jedem so. Selbst Menschen mit langer Meditationserfahrung erleben dieses Geplapper bei sich; sie haben gelernt, wie sie es rasch beruhigen können. Der Geist produziert ständig neue Gedanken. Das ist seine Aufgabe. Doch wir müssen ihm nicht immer glauben.

Glücklicherweise gibt es mehrere Möglichkeiten, an diesen inneren Stimmen zu arbeiten, wenn sie etwas zu unserem Essverhalten sagen wollen.

ÜBUNG
Grundlegende Meditationsübung

Setzen Sie sich auf einen Stuhl oder auf ein Kissen auf dem Boden. Setzen Sie sich entspannt, aber gerade hin, so dass im Brust- und Bauchraum genügend Raum zum Atmen ist. (Wenn Sie nicht sitzen können, können Sie auch im Liegen meditieren.)

Richten Sie Ihre Aufmerksamkeit auf Ihren Atem. Finden Sie die Stelle(n) in Ihrem Körper, wo Sie die Empfindungen des Atmens am meisten wahrnehmen. Versuchen Sie nicht, anders zu atmen; Ihr Körper weiß sehr gut, wie er atmen soll; richten Sie nur Ihre Aufmerksamkeit auf den Atem.

Lassen Sie Ihre Aufmerksamkeit für die ganze Dauer des Einatmens und die ganze Dauer des Ausatmens bei den ständig wechselnden Empfindungen des Atmens verharren. Wenn Sie möchten, können Sie den Atem als den Geist Gottes, der in Sie herein- und aus Ihnen hinausströmt, wahrnehmen.

Jedes Mal, wenn Ihr Geist von dem Gewahrsein des Atems abschweift (was er wahrscheinlich oft tut), holen Sie ihn sanft zurück. Es geht um die Erfahrung, entspannt, jedoch völlig präsent zu sein, als seien wir an einem Urlaubstag aufgewacht und hätten nichts weiter zu tun, als uns einfach daran zu freuen, dass wir hier sitzen und atmen.

Nachdem Sie ein paar Minuten lang über den Atem meditiert haben, können Sie eine der anderen Meditationsübungen in diesem Buch versuchen, etwa die Meditation über Dankbarkeit für den Körper.

Arbeiten Sie bis zu zwanzig oder dreißig Minuten lang – eine gute Zeitspanne für eine Meditationssitzung. Falls Sie möchten, können Sie auch länger meditieren. Am besten ist es, jeden Tag zu meditieren und dies zu einem Teil Ihrer persönlichen Gesundheitsfürsorge oder Hygiene zu machen, wie die tägliche Dusche (für Ihren Geist). An einem Tag, an dem Sie sehr viel zu tun haben, müssen Sie die Zeit vielleicht etwas knapper bemessen. Fünf oder zehn Minuten jeden Tag sind besser als zwei Stunden einmal im Monat. Ich habe die Erfahrung gemacht, dass sich jede Minute der Meditation (an einem arbeitsreichen Tag) doppelt oder dreifach in Form von Klarheit, Ausgeglichenheit und Leistungsfähigkeit auszahlt.

ÜBUNG
Achtsamkeit gegenüber dem inneren Kritiker

Hören Sie die Stimme des inneren Kritikers, wenn er Bemerkungen über Lebensmittel, Essgewohnheiten, Gewicht und Aussehen macht. Hören Sie in sich hinein, doch hören Sie auch zu, wenn andere reden. Seien Sie sich dieser Art von Bemerkungen des inneren Kritikers in Fernseh- oder Radiosendungen bewusst.

Falls Sie im Rahmen einer Gruppe arbeiten, bitten Sie die anderen, Ihnen zu sagen, wenn sie merken, wie Sie mit der Stimme des inneren Kritikers über sich selbst sprechen. Ein Beispiel ist: „Ich bin total unbegabt bei diesen Übungen."

ÜBUNG
Nehmen Sie den inneren Kritiker zur Kenntnis und lassen Sie los

Diese Methode habe ich dadurch gelernt, dass ich Mary, die für unser Programm zum Schutz vor Kindesmisshandlung am Empfang arbeitet, zugehört habe. Einmal hielt sie das Telefon von ihrem Ohr weg und ich konnte hören, wie eine schreiende Stimme Beschimpfungen brüllte. Mary wartete auf eine Pause und sagte dann sanft: „Wenn Sie so reden, ist es schwer für mich, Sie zu verstehen. Und wenn ich Sie nicht verstehen kann, kann ich Ihnen nicht helfen."

So können Sie auch mit Ihrem inneren Kritiker sprechen. Wenn Sie hören, wie eine innere Stimme etwas Negatives über Ihr Essverhalten oder Ihren Körper sagt, sagen Sie im Stillen etwas wie: „Ich weiß, dass du dir große Sorgen um mich machst, aber die Art, wie du mit mir sprichst, hilft mir gar nicht. Ja, sie macht es mir noch schwerer, weiter an der Sache zu arbeiten, über die du dir Sorgen machst. Was ich brauche, ist Freundlichkeit, nicht Kritik. Danke für deinen Hinweis und auf Wiedersehen."

Wenden Sie sich wieder der Wahrnehmung dessen zu, was im jetzigen Moment geschieht. Nehmen Sie das Ein- und das Ausatmen wahr. Nehmen Sie Geräusche wahr. Nehmen Sie die vielen winzigen Berührungen auf Ihrer Haut wahr. Denken Sie daran, wenn Sie ganz im jetzigen Augenblick sind, kann der innere Kritiker nicht sprechen. Der innere Kritiker stützt sich auf Vergangenheit und Zukunft, auf den Vergleich.

ÜBUNG
Das Computermodell

Schließen Sie den inneren Kritiker in Ihre Wahrnehmung ein, wenn Sie essen, aber lassen Sie ihn nicht im Mittelpunkt stehen. Lassen Sie vielmehr alles, was Sie beim Essen erleben, im Mittelpunkt stehen: Farben, Gerüche, Aromen, Konsistenzen, Geräusche. Unten in der Ecke des großen Bildschirms des Gewahrseins, wie bei einem Computerbildschirm, ist ein winziges Symbol namens „der innere Kritiker". Es ist ein merkwürdiges Symbol, denn es kann sich von selbst wieder öffnen und den ganzen Bildschirm des geistigen Gewahrseins ausfüllen.

Wenn Sie merken, dass der innere Kritiker die Herrschaft über den geistigen Bildschirm an sich gerissen hat, können Sie Ihn sanft auf seine angemessene Größe und seinen richtigen Platz zurückschrumpfen lassen.

ÜBUNG

Liebende Güte: Ein spirituelles Gegenmittel

Der innere Kritiker besteht aus negativer Energie, aus Ärger. Ärger und seine mildere Verwandte, Gereiztheit, bezeichnet man als störende Emotionen, weil sie uns stören – sie führen dazu, dass wir und die Menschen um uns herum leiden. Sie machen unser Denken etwas säuerlich und unsere Welt wolkenverhangen und dunkel. Der Buddha lehrte bestimmte Übungen für die verschiedenen störenden Emotionen. Für die störende Emotion des Ärgers oder der Abneigung empfahl er die Liebende-Güte-Meditation.

Die Meditation der Liebenden Güte (in der buddhistischen Tradition als metta oder maitri bezeichnet) kann im Hinblick auf den Körper als Ganzes oder auf bestimmte Körperteile erfolgen.

Meditieren Sie ein paar Minuten im Sitzen, damit sich Ihr Atem beruhigt.

Sagen Sie beim Ausatmen im Stillen den Satz: „Möge mein Körper frei von Angst und Sorge sein."

(Falls Sie ein visueller Typ sind, können Sie sich bildlich vorstellen, frei von Angst und Sorge zu sein.)

Wiederholen Sie diesen stummen Satz bei jedem Ausatmen, bis Sie sich bereit für etwas Neues fühlen.

Ändern Sie den Satz in: „Möge mein Körper entspannt sein."

(Wieder können Sie sich bildlich vorstellen, entspannt zu sein.)

Wiederholen Sie dies bei jedem Ausatmen, bis Sie sich bereit für etwas Neues fühlen.

Ändern Sie den Satz in: „Möge mein Körper glücklich sein."

(Wenn Sie möchten, können Sie sich vorstellen, wie das geschieht. Ein leichtes inneres Lächeln hilft dabei.)

Wiederholen Sie dies bei jedem Ausatmen, bis Sie sich bereit fühlen aufzuhören.

Sie können diese Sätze an Ihre jeweilige Situation anpassen.

Wenn Sie sich zum Beispiel große Sorgen über das Thema Essen machen, können Sie sagen: „Möge ich frei von Angst und Sorge über das Thema Essen sein."

ÜBUNG

Den Horizont der liebenden Güte ausdehnen

Wenn wir uns Sorgen machen, schrumpft unser Bewusstseinshorizont zu einem kleinen Kästchen zusammen, dem Kästchen „ich und meine Sorgen". Sobald wir merken, dass wir in einem kleinen Kästchen gefangen sind, in dessen Zentrum der Gedanke „ich" steht, kann es hilfreich sein, Liebende-Güte-Meditation für andere durchzuführen.

Jedoch ist es sehr wichtig, mit Liebender-Güte-Meditation für uns selbst zu beginnen. In der westlichen Gesellschaft zögern oder „vergessen" Menschen oft, sich zuerst selbst mit liebender Güte zu begegnen. Sie glauben offenbar, dies sei eine Form von Egoismus. Doch tatsächlich ist es das Gegenteil. Wenn wir nicht zuerst uns selbst innerlich auffüllen, die Menge an liebender Güte in und gegenüber uns selbst erneuern, haben wir nicht viel, was wir verschenken könnten.

Ich wiederhole, es ist wichtig, mit einer Phase der liebenden Güte gegenüber uns selbst zu beginnen. Nach einer gewissen Zeit, die nur drei Minuten, aber auch mehrere Tage dauern kann, werden Sie sich bereit fühlen, die Metta-Übung nach außen zu richten.

Sie können den Horizont der liebenden Güte nach Kategorien ausdehnen. Beim Atmen sagen Sie die Sätze der liebenden Güte für Menschen verschiedener Gruppen. Zum Beispiel:

„Mögen alle Menschen, denen Essen und Lebensmittel Kummer bereiten, frei von Angst und Sorge sein."

„Mögen alle Menschen mit Bulimie frei von Angst und Sorge sein."

Sie können den Horizont liebender Güte auch geographisch ausdehnen: „Mögen alle Menschen mit Essproblemen in dieser Stadt frei von Angst und Sorge sein. Mögen sie entspannt sein. Mögen sie glücklich sein."

Bei jedem Satz, den Sie sagen, können Sie sich das bildlich vorstellen und im Geiste sehen, wie derjenige oder die betreffende Gruppe entspannt, gelöst und glücklich ist.

Häufig gestellte Fragen

Wenn Menschen beginnen, die Übungen zur Achtsamkeit beim Essen durchzuführen und diese sechs Richtlinien in ihr tägliches Leben zu integrieren, tauchen natürlicherweise ein paar Fragen auf. Im Folgenden einige der häufigsten Fragen mit meinen Antworten und Vorschlägen:

Mir gefällt das Konzept der Achtsamkeit beim Essen und ich bin überzeugt, dass es mir bei meinen Essproblemen wirklich helfen würde. Aber wenn ich mich hinsetze und es probieren will, stelle ich fest, dass ich es einfach nicht kann. Schließlich suche ich mir immer eine Ablenkung, eine Zeitschrift, das Radio oder Fernsehen.

Es ist nicht einfach, alte Gewohnheiten zu ändern. Fangen Sie mit kleinen Schritten an: Nehmen Sie die Empfindungen im Mund während der ersten drei Schlücke eines Getränks oder der ersten drei Bissen einer Speise bewusst wahr. Als Nächstes versuchen Sie, die letzten paar Schlücke oder Bissen bewusst wahrzunehmen. Aus kleinen Phasen achtsamen Essens wird mit der Zeit ein umfassenderes Gewahrsein erwachsen. Auch können die angeleiteten Meditationen auf der eingangs beschriebenen CD anfangs eine große Hilfe sein.

Wenn ich die Übung ausprobiere, ein kleines Stück Lebensmittel achtsam zu essen, mich daran zu freuen, wie es aussieht, riecht und sich in meinem Mund anfühlt, stelle ich fest, dass meine Gedanken ziemlich schnell abschweifen. Ich kann mich nicht sehr lange auf diese Erfahrung konzentrieren.

Wie alle neuen Fähigkeiten erfordert auch achtsames Essen Übung. Nachdem Sie sich ein paar Mal nach den angeleiteten Meditationen auf der CD gerichtet haben, werden Sie Ihre eigene „Stimme" entwickeln, eine innere Richtschnur, die Sie sanft darin erinnert, dem Essen wieder volle Achtsamkeit zukommen zu lassen. Die Gedanken schweifen ab und kehren wieder zurück, schweifen erneut ab und kehren zurück. Das ist normal. Probieren Sie aus, das Besteck zwischen den einzelnen Bissen hinzulegen. Jedes Mal, wenn Sie es wieder in die Hand nehmen, lassen Sie die volle Achtsamkeit zurückkehren: sehen, riechen, zum Mund führen, den Mund öffnen, kauen, schmecken, schlucken.

Achtsam zu essen fällt mir viel leichter, wenn ich alleine esse. Wie kann ich es schaffen, wenn ich mit anderen gemeinsam esse?

Diese Feststellung trifft auf jeden zu. Anfangs ist es viel leichter, achtsames Essen zu praktizieren, wenn es keine Ablenkungen gibt. Wenn Sie in der Gesellschaft anderer essen, sagen Sie ihnen, dass Sie sich darum bemühen, beim Essen entspannt und präsent zu sein. Bitten Sie sie, Ihnen zu helfen, indem sie zu Beginn der Mahlzeit ein paar Minuten schweigen, damit Sie das Essen wirklich würdigen können. Schätzen Sie die sieben Arten von Hunger ein und kosten Sie die ersten Bissen aus. Wenn ein neuer Gang oder der Nachtisch kommt, tun Sie das aufs Neue. Sie können einen Koch oder eine Köchin sehr glücklich machen, indem Sie das Essen, das er oder sie zubereitet hat, wirklich genießen.

Als Nächstes versuchen Sie es mit einer schwierigeren Aufgabe: zwei Dinge gleichzeitig bewusst wahrzunehmen, nämlich zum einen dem Gespräch zuzuhören und zum anderen auf das zu achten, was sich in Ihrem Mund befindet. Sie werden feststellen, dass es beinahe unmöglich ist, gleichzeitig zu reden und das Essen ganz wahrzunehmen, daher werden Sie viel mehr zuhören als reden: Sie werden Ihren inneren Gefährten – Ihrem Mund, Magen und Körper – „zuhören" und ebenso den Gefährten außerhalb von sich sorgfältiger zuhören.

Jetzt, da ich achtsames Essen für mich selbst entdecke, würde ich es gerne auch meinen Kindern näher bringen. Wie macht man Achtsamkeit beim Essen am besten zum Bestandteil des Familienlebens?

Hier sind ein paar Vorschläge:

- Essen Sie gemeinsam, im Idealfall einmal am Tag, mindestens einmal in der Woche.
- Sprechen Sie vor dem Essen ein Tischgebet oder danken Sie wenigstens dem Koch.
- Halten Sie vor dem Essen ein paar Minuten des Schweigens ein und fordern Sie Ihre Familie auf, die Farben und Düfte der Speisen auf ihren Tellern wahrzunehmen.
- Stellen Sie Fragen zu den Speisen. Zum Beispiel: Wo kommt Brot her? Wie viele Menschen waren wohl daran beteiligt, dass es nun auf unserem Tisch liegt?
- Probieren Sie ein neues Lebensmittel und führen Sie dabei mit der ganzen Familie die grundlegende Übung zur Achtsamkeit beim Essen durch.
  Ein asiatisches oder indisches Lebensmittelgeschäft ist ein guter Ort, um nach ungewöhnlichen Früchten oder Crackern zu suchen.
- Forschen Sie etwas nach und sprechen Sie über die Geschichte einer für Sie neuen Frucht oder Speise.
- Führen Sie Ihre Kinder in die sieben Arten von Hunger ein.
- Respektieren Sie den natürlichen Appestat ihrer Kinder und zwingen Sie sie nicht zum Essen. Ermutigen Sie sie jedoch, wenigstens einmal in ein neues Lebensmittel zu beißen und Ihnen zu sagen, was sie sehen, riechen, schmecken und in ihrem Mund spüren.
- Entspannen Sie sich, haben Sie Spaß beim Essen und seien Sie gemeinsam mit Ihren Kindern neugierig.

ANMERKUNGEN

1   Dallas Bogan, „Foods of the Early Tavern and Household", *History of Campbell County, Tennessee*
    (www.tngenweb.org/campbell/hist-bogan/tavernfood.html).

2   Brian Wansink, *Essen ohne Sinn und Verstand. Wie die Lebensmittelindustrie uns manipuliert,* Frankfurt am Main: Campus Verlag 2008, S. 46.

3   Gina Kolata, „Maybe You're Not What You Eat", *The New York Times,* 14. Februar 2006.

4   „First Research Confirms That Eating Slowly Inhibits Appetite", 15. November 2006, *www.physorg.com/news82810846.html.*

5   Martha T. Conklin und Laurel G. Lambert, „Eating at School: A Summary of NFSMI Research on Time Required by Students to Eat Lunch", National Food Service Management Institute, University of Mississippi, April 2001 (*www.schoolwellnesspolicies. org/resources/eating_at_school.pdf*).

6   Anand Vaishnav, „School Lunches Are No Picnic: Longer Student Breaks Are Advocated", *The Boston Globe,* 6. August 2005.

7   Kellie Patrick, „Just No Time to Enjoy Lunch: More and More the Midday Meal Is a Student Option", *The Philadelphia Inquirer,* 28. November 2006.

8   Wansink, S. 72.

9   National Catholic Rural Life Conference, www.ncrlc.com.

10 Ajahn Chah, *Food for the Heart: Collected Teachings of Ajahn Chah,* Boston: Wisdom 2001, S. 236.

11 Lisa R. Young und Marion Nestle, „The Contribution of Expanding Portion Sizes to the U.S. Obesity Epidemic", *American Journal of Public Health* 92, Nr. 2 (2002): 246-249.

12 Wansink, S. 57.

13 Ibid., S. 63/64 und 144-146. Siehe auch Centers for Disease Control, National Center for Chronic Disease Prevention and Health Promotion, „Do Increased Portion Sizes Affect How Much We Eat?" *Research to Practice Series* Nr. 2, Mai 2006 (*http://www.cdc. gov/nccdphp/dnpa/nutrition/pdf/portion_size_research.pdf*).

14 Lisa R. Young und Marion Nestle, „The Contribution of Expanding Portion Sizes to the U.S. Obesity Epidemic", *American Journal of Public Health* 92, Nr. 2 (2002): 246-249.

15 Centers for Disease Control, National Center for Chronic Disease Prevention and Health Promotion, „Do Increased Portion Sizes Affect How Much We Eat?" *Research to Practice Series* Nr. 2, Mai 2006. Siehe auch B.J. Rolls, D. Engel, L.L. Birch, „Serving Portion Size Influences 5-Year-Olds But Not 3-Year-Old Children's Food Intakes", *Journal of the American Dietetic Association* 100 (2000): 232-234.

16 Centers for Disease Control, National Center for Chronic Disease Prevention and Health Promotion, „Do Increased Portion Sizes Affect How Much We Eat?" *Research to Practice Series* Nr. 2, Mai 2006.

17 Yasutani Roshi, „2. Stunde: Vorkehrungen beim Zazen", in: Philip Kapleau (Hrsg.), *Die drei Pfeiler des Zen. Lehre, Übung, Erleuchtung,* Zürich und Stuttgart: Rascher 1969, S. 66-70.

18 Wansink, S. 75/76.

19 Ibid., S. 72.

20 Siehe die in John Tierney, „Comfort Food, for Monkeys", *New York Times Science Times*, 20. Mai 2008, S. 1 und S. 6, zitierten Forschungen.

21 Eine entsprechende Studie ist: E. Epel et al., „Are Stress Eaters at Risk for the Metabolic Syndrome?", *Annals of the New York Academy of Sciences* 1023 (Dez. 2004): 208-210.

22 Für eine breitere Diskussion siehe Hal und Sidra Stone, *Du bist richtig. Mit der Voice-Dialogue-Methode den inneren Kritiker zum Freund gewinnen*, München: Heyne 1995.

Kapitel 5

Die Pflege der Dankbarkeit

Es liegt eine gewisse Ironie darin, dass gerade in den Ländern, in denen Lebensmittel im Überfluss vorhanden sind, ein gestörtes Verhältnis zum Essen am stärksten verbreitet ist. Amerikaner scheinen eine besonders unausgewogene und oft negative Beziehung zu Lebensmitteln zu haben. In den 90er-Jahren des letzten Jahrhunderts untersuchte ein Forschungsteam unter der Leitung eines amerikanischen Psychologen und eines französischen Soziologen die Einstellung zum Essen in verschiedenen Kulturen. Sie befragten Menschen in den Vereinigten Staaten, Frankreich, dem flämischen Teil von Belgien und in Japan und stellten fest, dass Amerikaner Lebensmittel am stärksten mit Gesundheit und am wenigsten mit Genuss assoziieren. Wenn Amerikaner beispielsweise gefragt wurden, woran sie dächten, wenn sie das Wort „Schokoladenkuchen" hörten, sagten viele von ihnen „ein schlechtes Gewissen", während die Franzosen „ein Fest" sagten. Bei „Sahne" kam Amerikanern „ungesund" in den Sinn, Franzosen dagegen die Zusammensetzung „Schlagsahne". Die Forscher stellten fest, dass Amerikaner sich mehr Sorgen um das Thema Essen machen und weniger Freude daran haben als die Menschen in allen anderen untersuchten Ländern.[1]

Der Zugang zu der ständig wachsenden Fülle von Informationen über Lebensmittel und Gesundheit macht uns offenbar noch ängstlicher und besorgter. Ein verzweifelter Patient erzählte mir einmal:

Ich bin besessen vom Thema Lebensmittel, weil ich zu viel weiß.
Schwertfisch kann ich wegen des hohen Quecksilbergehalts nicht essen.
Tomaten und Kartoffeln könnten dazu führen, dass meine Arthrose
wieder Ärger macht. Ich habe gehört, dass Erdnüsse mit einem toxi-
schen Pilz verseucht sein könnten, und Tofu und alle Sojaprodukte
enthalten zu viele Östrogene, die meine Libido schwächen könnten.
Wenn ich bedenke, welche Auswirkungen meine Essgewohnheiten auf
die Umwelt haben, und nur das esse, was der Jahreszeit entspricht,
bleibt nicht viel, was ich essen kann. Außerdem mache ich mir Sor-
gen, dass es bei den paar Lebensmitteln, die ich vielleicht noch essen
kann, irgendwelche verborgenen Probleme geben könnte, von denen
ich noch nichts weiß.

Eine solche ständige Sorge über Lebensmittel und Ernährung ist eine
Krankheit, die nur bei Menschen zu finden ist, die in einer von Überfluss
geprägten Gesellschaft leben. Es ist keine Krankheit des Körpers, sondern
eine des Geistes. Sie wird geschürt von einem Zuviel an Informationen,
von dem Hören auf Wissenschaftler und Werbung statt auf unseren
eigenen Körper.

Als ich in einem armen Land in Afrika lehrte, war das Hauptnahrungs-
mittel bei den Leuten zu Hause und in unserer Hochschulmensa dicker
Maismehlbrei, den man auf dem Teller zu einem kleinen Berg aufhäufte
und über den man etwas Erdnuss- oder Gemüsesauce goss. Wenn man
wohlhabend war, fügte man der Sauce vielleicht ein paar Stückchen Fleisch
oder Fisch hinzu. Die Menschen aßen das jeden Tag. Wenn man es zwei-
oder dreimal am Tag aß, war man reich. Ich bin dort nie Menschen mit
gestörten Essgewohnheiten begegnet. Sie waren froh und dankbar, dass
sie momentan genug zu essen hatten.

Wenn wir zu viel haben, geschieht irgendetwas mit unserem Sinn für
Dankbarkeit, und wenn wir den Bezug zur Dankbarkeit verlieren, werden
wir immer unzufriedener mit unserem Leben. Wir können jedoch einige
Übungen durchführen, durch die ein demütiges und natürliches Gefühl
der Dankbarkeit für unser Essen und für unseren Körper, der zu wenig
gewürdigt wird, wieder im Zentrum unseres Wesens zutage treten wird.

Dankbarkeit für den Körper

Die meisten von uns sehen ihren Körper und ihre gute Gesundheit als etwas Selbstverständliches an. Ja, wir erleben uns erst dann als „gesund", wenn wir vorher krank waren. Wenn wir mit einer starken Erkältung oder Grippe im Bett gelegen haben, zu schwach zum Aufstehen waren oder uns zu übel war, um zu essen, erscheint es uns wie ein Wunder, wenn es uns wieder besser geht. Ein paar Tage lang ist es ein großartiges Gefühl, einfach zu gehen, Appetit zu haben und den Geruch und Geschmack von Speisen wieder zu genießen. Wenn wir unter starken Schmerzen gelitten haben und diese verschwinden, können wir geradezu euphorisch werden. Doch sehr bald erwarten wir von unserem Körper wieder einfach, dass er gut funktioniert und dass er zügig und problemlos tut, was wir von ihm verlangen.

Wenn jemand in unserem Alter schwer krank wird oder stirbt, lüftet sich der Vorhang der Verleugnung und öffnet unsere Augen für die Vergänglichkeit von Gesundheit und Leben. Einen Moment lang sehen wir klar, dass Gesundheit und Leben nur vorübergehende Geschenke sind, doch bald vergessen wir es wieder. Wenn wir es vergessen, fallen wir zurück in den Ärger über unseren Körper, wenn er nicht perfekt funktioniert. Warum höre ich schlechter? Warum tut mein Rücken weh? Warum habe ich Allergien und andere Menschen nicht? Warum bekomme ich jetzt schon Falten? Wie ist es möglich, dass ich zugenommen habe?

Vom Verstand her wissen wir, dass unser Körper zwangsläufig nicht immer perfekt funktionieren wird und dass wir irgendwann erkranken werden. Man nimmt leicht eine kritische, besorgte Haltung über den Zustand seines Körpers oder von Teilen davon ein, wenn er den eigenen Erwartungen nicht entspricht.

Wenn ich eine Erkältung bekomme, werde ich oft ungeduldig, und eine Stimme in mir beklagt sich über die Dummheit meines eigenen medizinischen Berufsstands, der keine Behandlung für diese verbreitete Krankheit zu bieten hat. Andere Stimmen suchen verzweifelt nach der Ursache, warum ich mich dieses Mal erkältet habe. Hat mich ein kranker Patient angeniest? Habe ich vergessen, meine Vitamine zu nehmen? Ist mein Immunsystem durch Stress geschwächt worden? Was ist los mit mir, fragen die Stimmen, dass ich krank geworden bin?

Die Antwort lautet: Nichts ist los. Dass mein Körper krank ist, heißt einfach, dass ich ein Wesen mit einem Körper bin. Man ärgert sich leicht über seinen Körper, wenn man an einer Erkältung oder einer Magenverstimmung, Verstopfung, Lebensmittelunverträglichkeiten, Blähungen, Reizdarmsyndrom, Magersucht, Bulimie, Diabetes, Bluthochdruck, Asthma oder Sodbrennen leidet oder wenn man einfach nur zunimmt. Man hat dann das Gefühl, der eigene Körper habe einen betrogen.

Vielleicht nehmen wir unseren Ärger über unseren Körper gar nicht wahr, doch der Körper nimmt ihn wahr. Wenn eine Krankheit oder Behinderung lange andauert oder chronisch wird, können wir unseren Körper ständig in der negativen Energie unseres Kummers baden. Eine Atmosphäre der Liebe und Güte ist aber nötig, damit Lebewesen – auch Kinder, Haustiere, Pflanzen und unser eigener Körper – gedeihen und ihr Potential ganz ausschöpfen können. Wenn Teile unseres Körpers Schwierigkeiten haben, brauchen sie besonders viel Hilfe und Güte, nicht besonders viel Kritik.

Unser Körper ist weit davon entfernt, uns im Stich zu lassen; tatsächlich leistet er eine beeindruckende Arbeit. Millionen von Zellen in Dutzenden von Organen arbeiten ständig, Tag und Nacht, ohne Pause oder Möglichkeit zum Ausruhen während unseres gesamten Lebens. Gedanken sind Energie und negative Gedanken („Ich hasse meine dicken Oberschenkel", „ich hasse es, Halsschmerzen zu haben", „ich hasse meine schiefen Zähne") haben negative Auswirkungen. Alle Lebewesen welken unter der Energie von Ärger und Wut. Die Energie liebender Güte lässt alle Lebewesen aufblühen.

Es gibt Werkzeuge, die uns helfen können, Achtsamkeit für unseren Körper zu entwickeln, seine Botschaften von innen zu spüren und zu hören und dann die positive Energie von Dankbarkeit und liebender Güte auf ihn zu richten. Diese Meditationen haben den zusätzlichen Nutzen, dass sie uns helfen, die Signale des Zellhungers und ebenso die Signale von Sättigung und Befriedigung, die der Körper aussendet, besser wahrzunehmen.

Achtsamkeit für den Körper

Der Buddha lehrte Achtsamkeit für den Körper als grundlegende Übung, von der wir unser ganzes Leben lang profitieren können. Er nannte es „beim Körper über den Körper" wachen.[2] In der westlichen buddhistischen Praxis meditieren wir oft auf diese Weise, indem wir einen „Body Scan" durchführen.

In unserem Zen-Kloster beginnen wir jeden Tag mit dieser Meditation. Warum? Während der Nacht löst sich die Verbindung zwischen Körper und Geist. Der Körper liegt schlafend im Bett, atmet und bewegt sich selbständig. Der Geist macht sich auf in eigene Welten, träumt und bewegt sich an anderen Orten und zu anderen Zeiten. Wenn wir aufstehen, wohnt der Geist noch nicht ganz im Körper und wir stolpern eine Zeit lang unbeholfen herum, bis diese beiden wieder zusammenfinden. Um den Körper und den Geist für die Arbeit des Tages zusammenzubringen, nutzen wir jeden Morgen die Wahrnehmungsfunktion des Geistes für eine Body-Scan-Meditation.

ÜBUNG
Die grundlegende Body-Scan-Meditation

Bei dieser Meditation beginnen wir an einem Ende des Köpers, entweder an der Oberseite des Kopfes oder an den Zehenspitzen, und lenken unsere Wahrnehmung nacheinander auf jeden Körperteil. Unser Geist wird wie der Schein einer Taschenlampe eingesetzt, wie ein Licht, das wir jeweils auf ein Gebiet richten können.[3] Wenn wir uns auf einen Körperteil konzentrieren, öffnen wir unsere Wahrnehmung für alle Empfindungen, die in diesem Teil auftreten. Dazu gehören:

1. Temperatur (das Spektrum von warm bis kalt)
2. Berührung (die vielen Berührungsempfindungen auf der Haut und innerhalb des Körpers, von kaum merklich bis hin zu sehr deutlich)
3. Druck (von leicht bis zu sehr fest oder sogar unangenehm)

4. Bewegung (eine Reihe miteinander verknüpfter Empfindungen)
5. die Art der Empfindung (scharf oder dumpf, kribbelnd oder ruhig, stetig oder mit Unterbrechungen).

Wir lassen all diese Empfindungen unser Gewahrsein ganz ausfüllen. Nach ein paar Sekunden oder Minuten richten wir das Licht der Wahrnehmung auf den nächsten Körperteil. Man kann den Body Scan schnell durchführen und den Geist so schnell durch den Körper gleiten lassen, wie man braucht, um einmal auszuatmen. Man kann es auch ganz langsam tun und sich eine Stunde oder länger Zeit lassen, um sich Stück für Stück durch den ganzen Körper zu bewegen.

Vergessen Sie bei der Body-Scan-Meditation nicht, die inneren Organe, wie die Lunge, den Magen, die Leber und die Nieren einzuschließen, selbst wenn Sie sie nicht wirklich spüren können. Schließen Sie auf jeden Fall das Herz und das Hirn in die Meditation ein.

Achten Sie darauf, ob bei irgendwelchen Organen oder Körperteilen Aversionen oder Irritationen auftreten oder ob Sie davor zurückweichen.

ÜBUNG
Die Weiche-Butter-Methode von Hakuin Zenji

Bei dem Zen-Meister Hakuin (1686-1768) stellte sich als Folge davon, dass er allzu radikal meditiert und „völlig dem Essen und dem Schlafen entsagt" hatte, etwas ein, das er als „Zen-Krankheit" bezeichnete. Er traf einen alten Eremiten, der ihm mehrere Übungen verordnete, durch die Hakuin Zenji schließlich wieder gesund wurde. Eine davon war eine Variante des Body Scan namens „Weiche-Butter-Methode". Hier sind die Anleitungen des Eremiten. Vielleicht möchten Sie sie ausprobieren.

„Stell Dir vor, dass ein Klumpen weicher Butter, rein in Farbe und Duft und von der Größe und Form eines Enteneis, plötzlich auf die oberste Stelle deiner Schädeldecke gelegt wird. Wenn sie langsam anfängt zu schmelzen, dann verleiht dies ein herrliches Gefühl. Dein Kopf wird

innen feucht und durchnässt. Es tropft weiter herab, durchfeuchtet deine
Schultern, Ellbogen, überzieht die Brust, durchdringt Lunge, Zwerchfell,
Leber, Magen und Darm und bewegt sich weiter nach unten. Es läuft
den Rücken hinunter über die Hüften, über Becken und Gesäß.
Während dies geschieht, folgen diesem Abwärtsfluss des Herz-Geistes
all die Stauungen, die sich innerhalb der fünf Organe und der sechs
Eingeweide angesammelt haben, samt all den Schmerzen im Unterleib
und an anderen betroffenen Teilen, und du fühlst, wie er abwärts
in den unteren Körperbereich absinkt. Während des ganzen Verlaufs
wirst du deutlich ein Geräusch vernehmen, das sich anhört wie Wasser,
welches von oben nach unten rinnt. Dieses Fließen wird sich dann
weiter nach unten bewegen durch den unteren Körperbereich hindurch,
die Beine entlang, die es mit wohltuender Wärme durchströmt, bis es
schließlich die Fußsohlen erreicht, wo es bleibt.
Der Übende sollte dann die Versenkung wiederholen. Wenn seine
Lebensenergie abwärts fließt, füllt sie allmählich den unteren Bereich
des Körpers, überzieht ihn mit einer durchdringenden Wärme, die
er so empfindet, als säße er bis zum Nabel in einem heißen Bad.
Das Badewasser empfindet er als angefüllt mit einem Gemisch aus
seltenen und wohlriechenden medizinischen Kräutern, die von einem
geschickten Arzt gesammelt und aufgebrüht worden sind. "[4]

ÜBUNG
Achtsamkeitsmeditation für den Körper mit Dankbarkeit

Diese Übung ähnelt dem grundlegenden Body Scan, unterscheidet sich jedoch
in einer Hinsicht davon. Nachdem Sie Ihre Wahrnehmung auf einen Körperteil
ausgerichtet haben, sagen Sie im Stillen, bevor Sie zum nächsten Körperteil
übergehen: „Danke (Körperteil) für (füllen Sie die Lücke aus)." Füllen Sie die
zweite Lücke mit dem aus, was Ihnen gerade in den Sinn kommt. Wenn Ihnen
nichts einfällt, ist das auch in Ordnung.

Wenn Sie beispielsweise Ihre Wahrnehmung auf den Brustkorb und die Lunge konzentriert haben, werden Sie all der Empfindungen gewahr, die aus dem

Bereich des Brustkorbs und der Lunge kommen. Sie nehmen wahr, wie diese Empfindungen aufkommen, andauern und dann wieder schwinden. Lassen Sie Ihre Wahrnehmung hier ruhen, solange Sie möchten.

Bevor Sie zu einem anderen Körperteil übergehen, sagen Sie im Stillen: „Danke, Lunge, dafür…", und lassen Sie dann eine kleine Lücke. Warten Sie ab, ob irgendetwas in dieser Lücke auftaucht. Wenn nichts in der Lücke auftaucht, ist das auch in Ordnung. Sagen wir, es tauchten die Worte auf: „dafür, dass du all die Jahre für mich atmest, sogar nachts, wenn ich schlafe". Dann richten Sie Ihr geistiges Gewahrsein auf einen anderen Körperteil, vielleicht auf das Herz.

Wenn Sie diese Meditation wiederholen, versuchen Sie, Körperteile einzuschließen, die Sie bei früheren Meditationen übergangen haben. Vielleicht sind das innere Organe wie der Darm oder kleine Körperteile wie die Augenwimpern.

Widmen Sie bei dieser Meditation Körperteilen, denen gegenüber Sie eine gewisse negative Energie bei sich feststellen, besondere Aufmerksamkeit. Schließen Sie auch Körperteile ein, die Sie nicht mögen, etwa Falten, Bauchfett oder eine große Nase. Schließen Sie Körperteile ein, die Schwierigkeiten haben.

ÜBUNG

Achtsamkeitsmeditation für den Körper mit liebender Güte

Diese Übung unterscheidet sich nur in einem Punkt vom Body Scan: Während wir unsere Wahrnehmung auf jeden einzelnen Körperteil richten, senden wir ihm liebende Güte (metta oder maitri). Die traditionelle Metta-Praxis umfasst, die folgenden Sätze im Stillen zu sagen, sie erst auf sich selbst zu richten und dann in immer weiter werdenden Kreisen auszudehnen, bis sie das ganze Universum einschließen.

Mögest du/Möget ihr frei von Leid sein.
Mögest du/Möget ihr entspannt sein.
Mögest du/Möget ihr gesund (oder glücklich) sein.

In diesem Fall richten wir die Sätze nach innen, auf unsere Körperteile, die Einwohner unseres inneren Universums. Hier ein paar Beispiele für Sätze, die Sie beim Ausatmen an Ihre Körperteile richten können. (Vielleicht möchten Sie auch je nach dem Zustand Ihres Körpers selbst Sätze formulieren.)

Mögest du (benennen Sie den Körperteil oder das Organ) frei von Anspannung und Kummer sein.
Mögest du (benennen Sie den Körperteil oder das Organ) entspannt (oder zufrieden) sein.
Mögest du (benennen Sie den Körperteil oder das Organ) gesund (oder glücklich) sein.

Dankbarkeit für unser Essen

Wenn Essen und Trinken im Überfluss vorhanden sind, sieht man sie leicht als selbstverständlich an. Wenn wir sie als selbstverständlich ansehen, achten wir oft nicht mehr darauf, was auf unserem Teller und in unserem Mund ist. Wenn wir nicht mehr darauf achten, riechen und schmecken wir auch nichts mehr. Wir könnten ebenso gut Pappe essen. Pappe zu essen ist nicht sehr befriedigend, daher essen wir mehr davon. Wenn wir auf diese Weise auch keine Befriedigung finden, versuchen wir die Intensität der Geschmacksempfindungen zu steigern. Wir fangen mit nur gesalzenen und ansonsten ungewürzten Kartoffelchips an und landen schließlich bei hundert verschiedenen Sorten, die uns von den Supermarktregalen aus locken. Wir können uns nicht entscheiden: Sollen wir die dünn geschnittenen, die dick geschnittenen oder die wellenförmig geschnittenen Chips kaufen? Die mit Pfeffer- und Limonengeschmack, die mit Meersalz und Essig, die mit Jalapeño (einer kleinen bis mittelgroßen Paprikaart aus Mexiko) und Käse oder lieber die mit Salsa und saurer Sahne? Die Abteilung mit den Getränkeflaschen lässt angesichts der großen Auswahl die gleiche Unruhe aufkommen. Sollten wir Quellwasser aus artesischen Brunnen oder Gletscher-Quellwasser kaufen, Wasser aus Colorado, Kalifornien oder der Schweiz? Soll Fruchtaroma zugesetzt sein? Soll es gesüßt sein? Wenn ja, womit? Mit Zucker, Honig, High-Fructose Corn Syrup, chemischen Süßstoffen oder Stevia (auch Süß- beziehungsweise Honigkraut genannt)?

Was ist mit dem Geschmack einfachen Wassers passiert? Wenn wir wirklich durstig sind, schmeckt einfaches Wasser himmlisch. Während es in unseren trockenen Mund fließt, erfüllt es uns mit einem schlichten Glücksgefühl. Dieses Glücksgefühl ist das Gegenteil der Sorge des ständigen Suchens, ohne je Befriedigung zu finden. Stellen Sie sich vor, Sie hätten ein paar Tage lang nichts getrunken. Wie dankbar wären Sie dem Menschen, der Ihnen ein Glas Wasser gäbe? Oder stellen Sie sich vor, wie dankbar Sie für einen Becher einfachen Wassers wären, wenn Sie den Brunnen graben, ihn mit Steinen auskleiden und das Wasser mühsam Eimer für Eimer mit beiden Händen hinaufziehen müssten? Wie dankbar wären Sie für eine Scheibe Brot, wenn Sie das Feld jäten und pflügen müssten, das Korn sähen und pflegen, das Mehl mahlen und sieben und das Holz hacken und verbrennen müssten, um einen Laib zu backen?

Wir haben alle die Wärme dieser schlichten Dankbarkeit für Essen und Trinken erlebt. Wenn sie uns verloren geht, wie können wir sie wiederfinden? Heutzutage müssen wir nicht mehr so viele Arbeiten verrichten, um ein Stück Brot essen zu können, aber jemand muss es tun. Wenn wir ein Denken an diese zahllosen Jemands kultivieren, beginnt ein natürliches Gefühl der Dankbarkeit wiederzuerwachen.

In unserem Zen-Kloster stimmen wir vor dem Essen kurze Verse oder *gathas* an. Einer davon lautet: „Zweiundsiebzig Arbeiten haben uns dieses Essen gebracht. Wir sollten wissen, wie es zu uns kommt." Dies erinnert uns daran, ganz gleich, wie hungrig wir auch sein mögen, vor dem Essen innezuhalten und über die Lebensenergie nachzudenken, die darauf verwandt wurde, das Essen auf den Tisch vor uns zu bringen. (Traditionell gibt es zweiundsiebzig Arbeiten, die verrichtet werden müssen, um ein Kloster zu unterhalten, es offen und zugänglich zu halten.)

Durch Achtsamkeit können wir tiefer in alltägliche Dinge hineinschauen. Es zeugt von Weisheit, sich nicht von den oberflächlichen Aspekten der Dinge, selbst der gewöhnlichsten Dinge, denen wir viele Male am Tag begegnen, trügen zu lassen. Unsere Nahrung ist eines davon.

Beim achtsamen Essen können wir uns Zeit nehmen, unsere Nahrung wirklich zu betrachten. Wir können Gefallen an den Formen, Farben und dem Spiel von Licht und Schatten finden. Auf diese Weise nähren wir uns durch unsere Augen. Jedoch gibt es noch eine andere Art des Sehens beim Essen. Wir nennen es „tief in unsere Speisen hineinschauen".

Für die meisten Teilnehmer unserer Workshops beginnt ihre Einführung in Achtsamkeit beim Essen, wenn sie Schritt für Schritt angeleitet werden, eine einzelne Rosine zu essen (siehe Kapitel 1). Später führen wir eine andere Übung mit einer einzelnen Rosine durch. Wir schauen in das Leben dieser Rosine hinein und versuchen, alles Leben zu sehen, mit dem sie in Berührung gekommen ist. Wir nennen dies „tief in unsere Speisen hineinschauen". Dieses Schauen umfasst einen anderen Sinn als nur den unserer Augen. Es umfasst ein Sehen mit dem inneren Auge.

In Plum Village, dem von Thich Nhat Hanh gegründeten Praxiszentrum, sagt man vor den Mahlzeiten: „In dieser Speise sehe ich klar die Gegenwart des gesamten Universums, das mein Dasein stützt." Die folgende Übung hilft uns zu sehen, wie es sein kann, dass das ganze Universum tatsächlich gegenwärtig ist und uns in unseren Speisen stützt.

ÜBUNG

Tief in unsere Speisen hineinschauen

Für diese Übung brauchen Sie eine Rosine.

Nehmen Sie die Rosine und halten Sie sie in der Hand. Schauen Sie sie mit Ihren körperlichen Augen an. Achten Sie auf Farben, Formen, Oberflächenstruktur, Licht und Dunkel.

Nun stellen Sie sich vor, Sie können in die Rosine hineinschauen und ihre Geschichte sehen. Es ist, als sähen Sie einen Videofilm über das Leben der Rosine, der jedoch rückwärts läuft.

So sehen Sie zum Beispiel, wie die Rosine in Ihre Hand gelegt wurde. Sie sehen, woher sie davor kam, vielleicht aus einer Schüssel, und davor aus einem Karton. Sie können den Menschen sehen, der den Karton geöffnet und die Rosinen herausgeschüttet hat. Sie sehen denjenigen, der die Rosinen gekauft und in den Vorratsschrank gestellt hat. Davor sehen Sie das Geschäft und Sie sehen den Angestellten, der die Kisten aus dem Lieferwagen entladen und geöffnet hat, die kleineren Kartons mit Rosinen mit Preisschildchen versehen und sie auf das Regal im Geschäft gestellt hat.

Als Nächstes folgen Sie dem Lastwagen zurück zu der Fabrik, wo die Rosinen verpackt wurden, und dann noch einen Schritt zurück zu den trocknenden Trauben. Gehen Sie immer weiter zurück und schauen Sie mit dem inneren Auge auf all die Lebewesen, Menschen, Tiere und Pflanzen, deren Lebensenergie in diese Rosine und darin, sie in Ihre Hand zu bringen, geflossen ist. Wenn Sie bei dem Weinstock ankommen, fragen Sie, woher er gekommen ist, und dehnen Sie Ihren Blick immer weiter zurück in der Zeit aus. Blicken Sie, so weit Sie können, zurück zu den Weinstöcken und Ländern unserer Ahnen.

Nun stellen wir ein paar Fragen.

- Wie viele Menschen waren daran beteiligt, diese eine Rosine zu Ihnen zu bringen?
- Wenn Sie alle Tiere, Pflanzen, Insekten, Würmer und mikroskopische Organismen mitzählen, die im Leben dieser Rosine eine Rolle gespielt haben, wie viele wären das wohl?
- Wie weit zurück in der Zeit geht das Leben dieser Rosine? Woher kommen der Kohlenstoff, das Eisen in dieser Rosine? Wie alt ist diese Rosine also?
- Nun denken Sie an die Lebensenergie all der Wesen, die zum Leben dieser Rosine beigetragen haben und somit, wenn Sie die Rosine essen, zu Ihrem Leben beitragen.
- Wie können wir es ihnen allen danken? Bevor Sie weiterlesen, denken Sie bitte über diese Frage nach, und falls Sie in einer Gruppe sind, diskutieren Sie darüber.

Eine Antwort lautet: indem wir achtsam essen. Wenn wir essen und dabei tief in unsere Speisen hineinschauen, tritt unser Herz in Verbindung mit den vielen Formen von Leben, die jeden Tag geopfert werden, damit wir in noch größerem Überfluss leben können. Wie können wir es ihnen danken? Indem wir uns ihrer und der von ihnen bereitgestellten Nahrung, die wir essen, bewusst sind. Indem wir ihnen die Energie liebender Güte senden. Indem wir tief in unsere Speisen hineinschauen und auf natürliche Weise Dankbarkeit aufkommen lassen.

ÜBUNG
Liebende Güte für die Wesen, die uns diese Speisen gebracht haben

Seien Sie mit dem Herzen und dem Geist der zahllosen Wesen gewahr, deren Lebensenergie beim Essen in Sie hineinströmt. Senden Sie ihnen liebende Güte. Sagen Sie beim Ausatmen im Stillen: „Mögen sie unbeschwert sein. Mögen sie essen und zufrieden sein. Mögen sie glücklich sein."

ANMERKUNGEN

1   Rozin, P.C. Fischler, S. Imada, A. Sarubin und A. Wrzesniewski, „Attitudes to Food and the Role of Food in Life in the U.S.A., Japan, Flemish Belgium, and France: Possible Implications for the Diet-Health Debate", *Appetite* 33, Nr. 2 (1999): 163-180.

2   Bhikkhu Nanamoli (Übs.) und Bhikkhu Bodhi (Übs. und Hrsg.), *The Middle Length Discourses of the Buddha: A New Translation of the Majjhima Nikaya*, Boston: Wisdom 1995. Sutta 10: „The Four Foundations of Mindfulness". „Beim Körper über den Körper" ist die erste einer Reihe von Praktiken, die als „die vier Pfeiler der Achtsamkeit" bezeichnet werden. Darauf folgen: Achtsamkeit für Gefühle über Gefühle (subtiler als Emotionen, eher wie Gefühlsnuancen), Achtsamkeit für das Bewusstsein und Achtsamkeit für die Gegenstände, die in die Wahrnehmung herein- und wieder hinausströmen.

3   Es gibt eine Reihe von Varianten des Body Scan. Ein Lehrer, der in der tibetischen Tradition steht, lässt Schüler sich eine leuchtende, grüne, wohltuende Flüssigkeit vorstellen, die allmählich den Körper ausfüllt und allen Kummer mit sich wegträgt, wenn sie durch die Poren hinausströmt und über die oberste Stelle des Kopfes hinwegflutet.

4   Norman Waddel (Hrsg.), *Wilder Efeu - Die selbstverfasste Biographie von Zen-Meister Hakuin* (1685 – 1768), aus dem Amerikanischen von Klaus-Dieter Shosan Pilsinger, Berlin: Kokurin Verlag 2006, S.216/217.

Kapitel 6

Schlussfolgerung:
Was achtsames Essen uns lehrt

Wenn wir achtsames Essen zu einem regelmäßigen Bestandteil unseres Lebens machen, profitieren wir in vielerlei Hinsicht. Wir finden nicht nur zu mehr Ausgewogenheit und Zufriedenheit beim Essen, sondern entdecken auch einige der wertvollsten Lektionen, die das Leben zu bieten hat. In diesem Kapitel werden wir einige der tiefer gehenden Lektionen und Lehren, die aus achtsamem Essen folgen, ergründen.

Ein Gefühl der Leere ist in Ordnung

Glauben Sie, irgendetwas sei verkehrt, wenn Sie Hunger haben? Haben Sie für die Not geheime Essensvorräte in Ihrer Hand- oder Aktentasche, Ihrem Auto, Ihrer Schublade im Büro, nur für den Fall, dass Ihr Magen zu knurren beginnt? Ich habe solche Vorräte. In meiner Handtasche habe ich drei Jahre alte, verstaubte Pfefferminzbonbons und einen muffigen Energieriegel, nur für den Fall, dass mein Flugzeug abstürzt und ich an den Sandstrand einer unbewohnten Insel gespült werde oder von Terroristen entführt werde, die so unhöflich sind, mir nicht zu regelmäßigen Zeiten etwas zu essen zu geben.

In dieser Kultur scheinen wir ein großes Unbehagen angesichts der Reihe von Empfindungen, die wir als Hunger oder Durst bezeichnen, zu empfinden. Wir haben stets etwas zu trinken griffbereit. Wir „snacken" den ganzen Tag. Wir sagen: „Eigentlich habe ich nicht viel Hunger", und essen dann eine ganze Mahlzeit, um sicherzustellen, dass wir später keinen Hunger bekommen. Wenn wir uns der großen Energie hinter diesem Verhalten, ständig den Magen zu füllen, bewusst werden, müssen wir eine Frage stellen:

Bin ich bereit, ein Gefühl der Leere auszuhalten?

Bei dieser Frage geht es nicht nur darum, wie sich Ihr Magen anfühlt, wenn Sie mindestens eine Stunde lang keinen Imbiss zu sich genommen haben. Bei dieser Frage geht es ebenso um ihr ganzes Leben.

Betrachten wir diese Frage nach der Leere zunächst auf der körperlichen Ebene. Wir essen, als hätten wir Angst vor einem Gefühl der Leere. Zwischen unseren drei vollen Mahlzeiten nehmen wir Snacks oder Getränke zu uns. Möglicherweise ist die einzige Zeit, zu der wir nicht essen oder trinken oder wenigstens ans Essen oder Trinken denken, wenn wir Liebe machen oder schlafen.

Wovor haben wir Angst? Haben wir Angst vor den Empfindungen in einem leeren Mund? Vor den Empfindungen in einem leeren Magen? Eine sehr interessante Übung im achtsamen Essen besteht darin, die körperlichen Empfindungen wahrzunehmen, die wir als Hunger oder Durst bezeichnen, und dann zu beobachten, welche Impulse, diesen Zustand zu ändern („Tu etwas!"), rasch darauf auftreten. Wenn wir ein Gefühl der Leere empfinden, handeln wir meist schnell, um es abzustellen. Wir halten an einem 24-Stunden-Geschäft an, fahren zu einem Drive-In-Imbiss oder gönnen uns eine Kaffeepause.

Ich erinnere mich noch an die Zeit, als Menschen in Nordamerika drei einzelne Mahlzeiten am Tag zu sich nahmen. Wenn man aß, setzte man sich an den Tisch und unterhielt sich mit anderen Leuten. Zwischen den Mahlzeiten lagen Pausen von bis zu vier oder sechs Stunden, in denen man nichts aß oder trank. Wenn man mit einer Mahlzeit fertig war, ging man wieder an die Arbeit, zum Unterricht oder zum Spielen. Es gab keine Warenautomaten in Schulen und Büros. Die meisten Kinder brachten ihr Mittagessen von zu Hause mit. Wenn man „Glück" hatte,

hatte man genug Geld, um sich in der Kantine bei den stämmigen Damen mit den weißen Kleidern, vernünftigen Schuhen und dichten schwarzen Haarnetzen ein warmes Mittagessen zu kaufen.

Das Phänomen ständigen Essens gab es noch nicht. Ein solches Verhalten wurde von der Umwelt – zu Hause, bei der Arbeit oder in der Schule – nicht unterstützt.

Als mehr Frauen anfingen, außer Haus zu arbeiten, und verpackte Lebensmittel immer verbreiteter wurden, tauchten Snacks in Einzelportionen auf den Regalen von Supermärkten und 24-Stunden-Geschäften auf. Dank dem Fernsehen entdeckten Kinder rasch diese Leckereien und begannen um die Riegel, kleinen Plätzchenpackungen, Chipstüten und die Portionsbecher mit bunter Götterspeise, die „alle anderen Kinder" hatten, zu betteln. Wenn die Mutter nicht arm oder ernährungsbewusst war, bekamen die Kinder ihre fertig verpackten Snacks.

Ich erinnere mich daran, als amerikanische Autos noch keine Imbisstabletts oder Getränkehalter hatten. Sobald praktische Packungen in Imbissgröße Verbreitung fanden und die Packungen in einem Rucksack, einem Handschuhfach oder einer Handtasche verstaut werden konnten, war stets etwas zu essen zur Hand und das ständige „Snacken" begann. Seitdem lösen die Empfindungen eines Mundes, der gerade nichts schmeckt, und eines Magens, in dem sich gerade nichts befindet, bei uns Unbehagen aus. Seit Fast-Food-Restaurants mit Drive-In-Service allgegenwärtig sind, können wir den Hunger vermeiden, der sich auf dem Weg zwischen der Arbeit und Zuhause melden könnte. Seit Supermärkte Tische und Stühle neben der Feinkostabteilung eingeführt haben, können wir den Hunger vermeiden, der beim Einkaufen auftreten könnte. Seit jeder von uns seine eigene Wasserflasche haben muss, wenn er zwei Blocks weit gehen will, können wir die Empfindungen vermeiden, die in einem Mund entstehen, in den in den letzten fünf Minuten kein Wasser eingeführt wurde.

So haben wir Menschen im Lauf einer einzigen Generation eine neue Form des Leidens entwickelt: ein Unbehagen, eine Ruhelosigkeit, eine Unzufriedenheit, die sich einstellt, wenn wir in der letzten halben Stunde nichts gegessen oder getrunken haben. Manchmal merkt man diese innere Unruhe, wenn man gerade keine kalte Getränkedose oder keinen warmen Becher in der Hand oder keine Wasserflasche in Griffweite hat. Manchmal merkt man sie, wenn einem klar wird, dass man in der Schreibtischschublade keine Snacks mehr hat. Manchmal merkt man diese innere Unruhe, wenn man Auto fährt und feststellt, dass im Handschuhfach keine Süßigkeiten sind oder dass es in diesem Stadtteil kein *Starbucks* gibt.

Ist ein Gefühl der Leere für Sie in Ordnung? Die meisten Leute würden wahrscheinlich „nein" antworten. Sie mögen das Gefühl eines gefüllten Bauches. Es ist angenehm. Wenn sie sich mit achtsamem Essen beschäftigen, entdecken sie vielleicht, dass sie Angst bekommen, wenn sie ein Gefühl der Leere empfinden. Möglicherweise stellen sie fest, dass sie den ganzen Tag essen und trinken, um dieses Gefühl zu vermeiden. Sie sind Gefangene des Verlangens ihres Mundes und ihres Magens nach einem Gefühl der Fülle.

Manche Menschen würden allerdings antworten: „Ja, ich mag das Gefühl der Leere." Für sie ist das Gefühl eines leeren Bauches angenehm und das eines vollen Bauches unangenehm. Nach dem Essen erbrechen sie vielleicht, nehmen Abführmittel oder machen einen Einlauf, um den Körper zu entleeren und das Gefühl der Fülle loszuwerden. Sie sind Gefangene ihrer Aversion gegen das Gefühl der Fülle.

Andere Leute würden antworten: „Ich weiß nicht." Sie nehmen nicht wahr, ob ihr Magen oder ihr Körper Hunger signalisiert. Sie essen nach der Uhr oder richten sich hinsichtlich dessen, wann und wie viel sie essen, nach den anderen. Sie sind Gefangene ihrer fehlenden Wahrnehmung.

Wie bereits erwähnt, ist die erste Edle Wahrheit des Buddhismus die Universalität des Leidens. Wenn Sie ein Mensch sind, werden Sie in Ihrem Leben Leid begegnen. Viele Menschen in Industrieländern erwidern darauf: „Diese Wahrheit des Leidens trifft nicht auf mich zu. Ich lebe in keinem Kriegsgebiet, ich werde nicht gefoltert und leide keinen Hunger." Doch das Leid, von dem der Buddha gesprochen hat, ist eine Erfahrung, die oft viel subtiler als direkter Schmerz ist. Es ist ein Gefühl der Unzufriedenheit, das ständige Gefühl, die Dinge seien nicht so, wie sie sein sollten. Es ist ein unangenehmes oder irritierendes Gefühl, das uns zu handeln drängt, etwas zu tun, uns abzulenken, etwas zu essen, etwas zu trinken, eine Fressorgie zu veranstalten, zu erbrechen, damit dieses Gefühl des Un-Behagens verschwindet.

Davonlaufen und Schaffen von Ablenkungen sind keine langfristigen Lösungen für das Gefühl, dass etwas nicht stimmt. Dieses Gefühl beruht auf der Wahrheit. Wir müssen uns darum kümmern. Essen, Trinken, der Konsum von Drogen oder Alkohol, das Flirten mit der Gefahr oder mit einem neuen Liebhaber – all dies sind rezeptfreie Arzneien zur vorübergehenden Linderung dieses fundamentalen Un-Behagens, dieser Intuition, dass die Dinge nicht so sind, wie sie sein könnten oder auch sein sollten. Der wahre Ursprung dieser Unzufriedenheit liegt im spirituellen Bereich, und daher muss die einzige wahre Heilung auch spiritueller Art sein.

Nun müssen wir die Frage: „Bin ich bereit, ein Gefühl der Leere auszuhalten?" vom spirituellen Blickwinkel aus betrachten. Zunächst einmal *sind* wir leer, ob uns das gefällt oder nicht. Jedes Atom unseres Körpers besteht (zu über 99 Prozent) aus Leere, in der nur winzige Energieteilchen (weniger als ein Prozent) umherschwirren. Neben unserer ganz realen körperlichen Leere sind wir auch noch in anderer Hinsicht leer: Es mangelt uns an unabhängiger Existenz. Ohne all die anderen Wesen könnten wir nicht existieren. Bisweilen fühlen wir uns durch die Vielzahl der „anderen" überwältigt und wünschen vielleicht, alles andere auf der Welt würde verschwinden, doch wenn das geschähe, würden auch wir verschwinden. Im Grunde bestehen wir aus unseren Interaktionen mit allen anderen Wesen. Jeder von uns ist wie eine Seifenblase inmitten einer riesigen Masse aus Seifenblasen. Wir bestehen aus nichts als Leere und unsren Schnittpunkten und Interaktionen mit all den anderen Wesen. Für sie gilt dasselbe.

Bereit zu sein, ein Gefühl der Leere auszuhalten, bedeutet, sich auf eine fundamentale Wahrheit unseres Daseins einzustellen.

Betrachten wir Leere aus einem anderen Blickwinkel. Wir könnten die Frage so formulieren: „Sind Sie bereit, nichts zu tun? Zu sitzen, zu stehen oder zu liegen und nichts zu tun?"

Es gibt einen natürlichen Rhythmus, der alles Leben prägt: das ewige Aufwogen und Zurückfluten des Ozeans, das Zu- und Abnehmen des Mondes, das universelle Einatmen und Ausatmen aller Lebewesen, das stetige Schlagen unserer Herzen. Das Leben beruht auf diesem ständigen Wechsel. Wenn immer Nacht wäre oder wenn sich unser Herz nach dem Zusammenziehen nicht entspannen könnte, würde das Leben enden. Das

Ausatmen ist ebenso wichtig wie das Einatmen. Das Leeren ist ebenso wichtig wie das Füllen. Was unseren Atem betrifft, wissen wir das auch, doch im Hinblick auf unseren Magen haben wir es vergessen. Auch haben wir es im Hinblick auf unseren Geist vergessen.

Wenn wir ständig essen und trinken, kommen unser Magen und all unsere anderen Verdauungsorgane nie zur Ruhe. Wenn wir nie zulassen, dass wir wirklich hungrig werden, nimmt unsere Freude am Essen ab. Ist das nicht absurd? Wir glauben, dadurch, dass wir mehr essen, hätten wir mehr Freude am Essen, doch das stimmt nicht. Nur wenn wir zulassen, dass wir wirklich hungrig werden, und uns dann die Zeit nehmen, langsam und aufmerksam zu essen, haben wir die größte Freude am Essen.

Ebenso kommt unser Geist nie zur Ruhe, wenn wir ständig denken. Auch hier ist das Leeren ebenso wichtig wie das Füllen. Lebensverändernde Einsichten entstehen aus einem ruhigen, offenen Geist heraus. Dasselbe gilt für zukunftsweisende wissenschaftliche Entdeckungen. Archimedes erkannte das Prinzip der Verdrängung, als er ins Bad stieg, Newton kam der Schwerkraft auf die Spur, als er sich unter einem Apfelbaum ausruhte. Die Relativitätsgleichung kam Einstein als Geistesblitz, während er müßig einem vorbeifahrenden Zug zusah. So entstehen bedeutende geistige Einsichten – durch das Aufnahmevermögen eines Geistes, der ruhig und gewahr ist. Dieses Leeren ist das Wesentliche am Gebet der Sammlung oder an der Meditation. Gott kann nicht anrufen, wenn die Leitung besetzt ist.

Warum haben wir Angst vor einem ruhigen, leeren Geist? Ein Grund besteht darin, dass wir glauben, unser Wert im Leben, sogar unser Überleben, hinge davon ab, dass wir produktiv, gedanklich produktiv seien. Doch tatsächlich beruhen geistige Gesundheit, Kreativität und Produktivität auf einem Leeren und Ausruhen des Geistes, zumindest zeitweilig. Dasselbe gilt für unsere spirituelle Gesundheit.

Warum haben wir Angst vor einem leeren Mund oder Magen? Weil wir glauben, unser Überleben hinge davon ab, dass sie ständig gefüllt werden. Doch tatsächlich hängen gute Gesundheit und ein langes Leben davon ab, dass man den Mund und Magen leer sein und zur Ruhe kommen lässt.[1] Tibetische Ärzte empfehlen, den Magen in vier Teile zu unterteilen. Ein Viertel ist für die Nahrung, zwei Viertel für Flüssigkeiten und ein Viertel soll leer bleiben. Wieder stellt sich die Frage: *Sind wir bereit, unserer körperlichen, geistigen und spirituellen Gesundheit zuliebe ein Gefühl der Leere auszuhalten?*

ÜBUNG
Leere in Körper und Geist erleben

1. Setzen Sie sich morgens, bevor Sie irgendetwas gegessen oder getrunken haben, hin und meditieren Sie. (Es ist in Ordnung, sich vorher die Zähne zu putzen oder ein paar Schlücke Tee oder Wasser zu trinken, aber keine ganze Tasse, kein ganzes Glas.)
2. Werden Sie sich Ihres Atems gewahr, wo auch immer Sie die Empfindungen des Atmens am deutlichsten spüren.
3. Werden Sie sich Ihres Körpers gewahr. - Gibt es Stellen in Ihrem Körper, die sich leer anfühlen?

- Sind diese Gefühle der Leere angenehm, neutral oder unangenehm?
- Spüren Sie irgendwelche Impulse, an diesen Gefühlen der Leere im Körper etwas zu ändern?
- Gibt es Stellen in Ihrem Körper, die sich voll anfühlen?
- Sind diese Gefühle der Fülle angenehm, neutral oder unangenehm?
- Spüren Sie irgendwelche Impulse, an diesen Gefühlen der Fülle im Körper etwas zu ändern?

4. Nun richten Sie Ihre Wahrnehmung auf Ihren Geist. Stellen Sie sich den Geist als einen großen, leeren Raum vor. In diesem Raum sammeln sich von Natur aus Gedanken an, wie trockene Blätter, die in eine leere Lagerhalle hereinwehen. Ihnen geht es darum, diesen Raum für eine Weile sauber und leer zu halten.

Stellen Sie sich das Ausatmen als Wind oder als einen ruhigen Laubbläser vor. Das Ausatmen wirbelt die sich ansammelnden Gedanken auf und weht sie aus dem Raum hinaus. So wird der Raum wieder in seinen ursprünglichen Zustand der Leere und Ruhe versetzt.

Sind die Empfindungen eines Geistes, der leer wie ein großer Raum ist, angenehm, neutral oder unangenehm? Spüren Sie irgendwelche Impulse, am Gewahrsein eines leeren Geistes etwas zu ändern?

Verlangen ist unerschöpflich

An einem einzigen Tag melden sich viele Arten von Verlangen deutlich in unserem Geist: das Verlangen, länger zu schlafen, eine Tasse Kaffee zu trinken, die Blase zu entleeren, zu frühstücken, schneller zu fahren, als das Tempolimit erlaubt, um pünktlich zur Arbeit zu kommen, oder gar nicht zur Arbeit zu fahren. Weniger offensichtliche Arten von Verlangen nehmen wir vielleicht erst wahr, wenn wir einen Tag mit stillem Nachsinnen verbringen und sich Räume um unsere Gedanken herum öffnen. Dann können wir eine Parade subtiler Arten von Verlangen in unserem Geist beobachten: das Verlangen, zu lachen, zu husten, uns zu kratzen, das Verlangen, einen Donut zu essen, uns zu bewegen, still zu sein, das Verlangen nach Eis, das Verlangen nach Gesellschaft. Wir können sogar zusehen, wie das Verlangen zu denken aufkommt.

Wenn sich alle Menschen nach ihrem Verlangen richten würden, wäre die Welt ein Chaos. Viele Menschen halten ihr Verlangen nur aufgrund von Gesetzen und Strafandrohungen in Zaum. Menschen mit einer stärkeren Wahrnehmung erkennen, dass es ihre eigene Pflicht ist, ihr Verlangen zu kontrollieren. Verlangen zu erkennen, zu kontrollieren und zu kanalisieren sind die wesentlichen Aufgaben eines Menschen, der bewusst daran arbeitet, sein eigenes Potential auszuschöpfen, und in Harmonie sowohl mit seinem Körper als auch mit der Gesellschaft leben möchte. Dies trifft unabhängig davon zu, ob er sein Potential als Musiker, als Athlet oder als erwachtes Wesen auszuschöpfen hofft.

In unserer täglichen Rezitation im Kloster gibt es eine Zeile, die lautet: „Verlangen ist unerschöpflich. Ich gelobe, es zu überwinden." Dies ist eins der großen Gelübde des Bodhisattva, eines Menschen, dessen Ziel es ist, das Leid aller Wesen zu beenden. Doch wo wären wir ohne Verlangen? Verlangen hält uns als Individuen und als Art am Leben. Ohne das Verlangen, zu essen und zu trinken, würden wir sterben. Ohne das Verlangen nach Intimität gäbe es keine Familien, keine Gemeinschaften. Ohne das Verlangen nach Sex würden wir zwar nicht sterben, aber wir wären gar nicht auf die Welt gekommen; binnen rund hundert Jahren würde die ganze menschliche Rasse aussterben. Ohne das Verlangen nach Erleuchtung gäbe es keinen Buddha; ohne das Verlangen nach Einheit mit Gott gäbe es keinen Christus, keinen Mohammed. Verlangen ist in sich nicht schlecht oder sündig. Verlangen ist nur eine Form von Energie. Wie jede andere Energie kann es auf gesunde oder ungesunde Weise eingesetzt werden.

Nicht das Verlangen ist das Problem, sondern ob wir aufkommendes Verlangen erkennen und dessen Energie geschickt leiten können. Wenn wir in der Lage sind, wahrzunehmen, innezuhalten und dann zu entscheiden, einem ungesunden Verlangen nicht nachzugeben, wird unsere Konditionierung allmählich schwächer und lockert ihren problematischen Griff um uns. Wir schaffen es dann, Verlangen zu erkennen, uns jedoch nicht davon ablenken zu lassen. So befreien wir uns Stück für Stück aus dem Gefängnis unerschöpflichen Verlangens.

Verlangen ist unbeständig

Achtsamkeit beim Essen hilft uns auch, die Unbeständigkeit des Verlangens wahrzunehmen. Jedes Verlangen kommt auf, hält eine Weile an und schwindet dann wieder. Das Schwinden kann Sekunden oder Wochen dauern. Erinnern Sie sich noch an das Fenster mit dem Verlangen nach Krispy-Kreme-Donuts („Krispy Kreme" ist eine US-amerikanische Schnellrestaurant-Kette), das sich in meinem Geist öffnete? Zu der Zeit erschien es unbedingt erforderlich, mir einen Donut zu besorgen, doch nach ein paar Wochen schloss sich dieses Fenster wieder und hat sich seitdem nicht mehr geöffnet. Viele Jahre lang hatte ich in meinem Geist ein unwiderstehliches, großes Fenster mit dem Verlangen nach Schokolade, bis ich von Schokolade brennende Bläschen im Mund bekam. Nach vielen schmerzhaften Versuchen schloss sich dieses Fenster des Verlangens und hat sich nie mehr geöffnet. Im Lauf der letzten paar Jahre habe ich beobachtet, wie das Verlangen nach bestimmten Snacks bei mir aufkam, wuchs und wieder verschwand. Eine Liste davon umfasst unter anderem Lakritze, japanische Erdnusscracker, rote Grapefruit, Sun Chips, Marzipan, Eiercreme, Brie im Pfeffermantel auf dünnen Crackern, Mondkuchen mit Lotussamen und Lutscher mit Caffè-Latte-Geschmack. Wenn ich diese Liste nur lese, muss ich über die Absurdität dieser zeitweiligen Leidenschaften lächeln. Wenn wir immer wieder feststellen, wie die Leidenschaft des letzten Monats inzwischen Desinteresse oder sogar Abscheu bei uns auslöst, können wir beobachten, wie das Phänomen eines neuen Verlangens aufkommt, ohne ihm nachgeben zu müssen.

Eine Frau, die bei einem unserer Workshops zum ersten Mal achtsames Essen kennenlernte, erklärte danach: „Mein Mund kam mir riesig vor!" Das stimmt. Die Bereiche des Gehirns, die Empfindungen von den Lippen, der Zunge und dem Mund verarbeiten, haben im Vergleich zu den Bereichen, die für den Rest des Körpers zuständig sind, gewaltige Proportionen (zum Beispiel sind sie viel größer als die Bereiche für den gesamten Brustkorb oder Rücken). Unser riesiger Mund ist voller Sinnesrezeptoren und er liebt es, wenn sie stimuliert werden. Wenn unsere Sinnesrezeptoren stimuliert werden, fühlen wir uns am lebendigsten. Die intensive, hämmernde Musik einer Rockband, ein Stück Jalapeno, das uns nach Luft schnappen lässt, das plötzliche Hinabstürzen der Achterbahn, das uns das Herz stehen bleiben lässt, der Adrenalinschub eines Horrorfilms oder das Pathos einer Seifenoper, der Zuckerschock eines „Big-Gulp"-Bechers (gemeint ist ein Riesenbecher, von „to gulp" = hinunterschlingen bzw. -stürzen) – wir Menschen suchen nach dieser Art von prickelnden Erlebnissen. Sie bestätigen uns, dass wir leben.

Die Schwierigkeiten beginnen dann, wenn das Suchen nach solchen intensiven Erfahrungen der Grund wird, *weshalb* man lebt. Die meisten Menschen wissen nicht, warum sie leben. Sie haben noch nicht darüber nachgedacht, worin der Hauptsinn ihres Leben liegt und wie sie ihn finden können. Sie suchen in Filmen und Seifenopern nach Vorbildern dafür, wie ein „normales" Leben sein sollte, und finden ihr eigenes Leben fad im Vergleich zu den heftigen emotionalen Höhen und Tiefen und bizarren Geschehnissen, die die Menschen auf der Leinwand (oder auf dem Bildschirm) erleben. Wenn sie vergessen, dass es sich dabei um Schauspieler handelt, die nur dem Drehbuch folgen, wenn sie inmitten des zusammengebastelten Bühnenbilds hin und her laufen, glauben sie, ihr Leben müsse ähnlich intensiv verlaufen, sonst hätten sie im Leben versagt.

Wir genießen das Essen, weil wir es genießen, wenn unsere Sinnesorgane stimuliert werden. Unsere Augen sehen Speisen gerne an, unsere Zunge mag Aromen und Konsistenzen und sogar dem Ohr gefallen die Geräusche, wenn wir etwas Knuspriges kauen. Im Buddhismus gilt auch unser Geist als Sinnesorgan. Dies ist für viele Menschen überraschend. Er ist ein Sinnesorgan, der die Informationen der anderen Sinnesorgane sammelt, und er nimmt auch Gedanken wahr. Der Geist mag Gedanken über das Essen, er liest gerne Rezepte, er genießt die Vorfreude auf die nächste Mahlzeit oder den nächsten Imbiss.

Probleme entstehen, wenn sich unser Körper-Herz-Geist-Komplex nicht mit einer gesunden Menge an Nahrung oder Getränken zufrieden gibt, weil er mehr Stimulation, mehr Genuss haben will. Dies ist ein wichtiger Punkt beim achtsamen Essen. Wenn wir achtsam essen, erkennen wir: Auch wenn der Mund oder der kleine Geist mehr Sinnesgenuss verlangen oder das schmerzende Herz mehr Trost haben will, hat der Rest unseres Wesens die Wahl, was wir mit diesen Forderungen tun sollen.

Der Buddha bezeichnete diesen Prozess als „Zähmen". Zähmen bedeutet nicht rigide Kontrolle. Der Buddha hatte eine rigide Kontrolle seiner Nahrungszufuhr versucht und war dabei fast verhungert. In seinem früheren Leben hatte er das Gegenteil kennengelernt – ein Leben des Schwelgens in sinnlichem Vergnügen, einschließlich Essen. Auch dies führte nicht zu Gesundheit und Glück. Er riet zur Weisheit des mittleren Weges. Der mittlere Weg ist kein gerader, einfacher Weg. Wir gehen ihn schwankend, neigen uns mal zu der einen, mal zu der anderen Seite. Wenn wir das Gleichgewicht verlieren und abschweifen, hilft uns Achtsamkeit zu erkennen, was geschehen ist, so dass wir unseren Kurs korrigieren können.

Was bedeutet der mittlere Weg im Hinblick auf Essen und Lebensmittel? Er lehrt uns, dass Extreme ungünstig sind und uns nicht die Leichtigkeit im Leben bringen werden, nach der wir suchen. Er rät uns, dass rigide Kontrolle und Selbstverleugnung nicht gesund sind und nicht zum Glück führen werden. Dasselbe gilt für den Fall, jedem Verlangen nachzugeben und stets nur das zu tun, was angenehm ist. Der einen Seite (strenger Kontrolle und Selbstverleugnung) entsprechen Magersucht, Bulimie und Zurückgreifen auf starke Abführmittel. Der anderen Seite (übertriebenes Schwelgen im Genuss) entsprechen Essen allzu großer Mengen und Essattacken. Es gibt einen mittleren Weg beim Essen. Er ist nicht statisch, kein festes Regelwerk. Um ihn auf die sich wandelnden Umstände eines Menschenlebens anzuwenden, muss er dynamisch, flexibel sein.

Dies mag anfangs schwer erscheinen. Es scheint vielleicht einfacher, absolute Regeln wie „Iss nie Zucker" oder „Iss immer das, worauf du Lust hast" zu befolgen. Manchmal ist es jedoch angebracht, Zucker zu essen. Manchmal sollten wir das, worauf wir Lust haben, nicht essen.

Es dauert eine Weile, bis man lernt, den richtigen Mittelweg zu finden. Wir brauchen einen Kompass, der auf Gesundheit und Glück ausgerichtet ist, eine Landkarte spiritueller Lehren, eine Gruppe, die uns unterstützt, und jemanden, der uns den Weg zeigt. Vor allem brauchen wir Achtsamkeit.

ÜBUNG

Verlangen beobachten

Nehmen Sie Ihr Verlangen nach Nahrung und Getränken im Lauf des Tages wahr. Zum Beispiel: Wenn Sie morgens aufstehen, ist das Verlangen dann schon da? Falls nicht, wann kommt es erstmals in Ihrem Geist auf?

Nehmen Sie Ihre stärkeren („Ich muss jetzt sofort eine Tasse Kaffee trinken!") und schwächeren Arten von Verlangen (der Gedanke, auf dem Heimweg eine Pizza zu kaufen, kommt Ihnen bei einem Business-Meeting kurz in den Sinn) wahr.

Schaffen Sie eine Lücke, indem Sie es aufschieben, mindestens einem Verlangen nach Essen oder einem Getränk nachzugeben. Beobachten Sie, wie lange das Verlangen anhält, und sehen Sie, ob es stärker oder schwächer wird.

Achten Sie darauf, wie Verlangen im Geiste entsteht, anhält und schließlich wieder verschwindet.

Essen kann etwas Heiliges sein

Ich habe einmal eine Gruppe religiöser Würdenträger bei der Übung, eine Rosine achtsam zu essen, angeleitet. Hinterher sprach mich ein katholischer Priester an. Er wollte seine Erfahrung beim Essen der Rosine schildern – wie sein Mund von Empfindungen überflutet und sein ganzes Dasein von Freude durchströmt worden sei. Mit Tränen in den Augen sagte er: „So habe ich die Hostie stets erlebt, seit meiner Erstkommunion als Junge. Es ist ein erstaunliches Geheimnis. Wie kann ein kleines bisschen Nahrung so erfüllt von feinen und dauerhaften Geschmacksnuancen, so zutiefst befriedigend sein?"

Das ist das Wunder der Fische und der Brote: dass ein Krümel Brot und ein einziger Schluck Wein sich vermehren und den Hunger vieler Menschen stillen können. Keine besondere Speise, nicht mal eine gesegnete Speise ist es, die den Schlüssel zu dieser Art von Befriedigung darstellt. Alles Mögliche kann ein solcher Schlüssel sein: eine herabfallende Pflaumenblüte, der Geschmack einer einzelnen Brombeere, der Geruch brennender Blätter, ein Lichtstrahl, der jäh aus einer Masse dunkler Wolken hervorbricht, die Worte eines jüdischen Zimmermanns oder eines indischen Wanderers. Wenn etwas den Kanal zwischen unserem Herzen und dem heiligen Geheimnis, das in jedem Augenblick unseres Lebens gegenwärtig ist, öffnet, werden wir aus der Quelle der tiefsten Wahrheit gespeist. Wenn dies beim Essen geschieht, wird körperliche Nahrung zur Seelenspeise.

In dem, was wir essen, ist die Lebenskraft unzähliger Geschöpfe enthalten – uns geschenkt, damit wir leben können und in Hülle und Fülle leben. Die Myriaden von Wesen der ganzen Schöpfung bieten uns stets ein Leben im Überfluss, doch wir sind uns dessen meistens nicht bewusst. Der katholische Ritus der Kommunion und das Zen-Ritual des Ōryōki können uns präsent machen, unsere Sinne für diese große Gegenwart öffnen. Wenn wir offen sind, kann ein Stückchen ungesäuertes Brot oder eine einzige, schrumpelige Rosine nicht nur unsere Erfahrung beim Essen, sondern unsere ganze Erfahrung dessen, was es heißt, lebendig zu sein, verwandeln.

Als junge Erwachsene fand ich die Lehren in der Kirche meiner Kindheit unverständlich. Ich war nicht damit zufrieden, in der Bank zu sitzen und

Worte über Gott zu hören. Ich wollte die Gegenwart Gottes erfahren. Ich konnte sie quälend nah auf der anderen Seite eines dünnen Vorhangs spüren. Meine Zen-Lehrer zeigten mir einen Weg, diesen Vorhang zu lüften, einen Weg, der nicht nur für ein paar Auserwählte, sondern für jeden möglich war. Ich meldete mich zu einem wochenlangen, stillen Zen-Retreat an und wurde am ersten Abend in das Oryoki-Ritual eingewiesen. Ich begann, jeden Augenblick des Essens so achtsam wahrzunehmen, wie ich konnte. Einmal, als ich Saft trank, verfolgte ich seinen Weg in den Mund, die Kehle hinunter in meinen Körper, in die Zellen hinein, bis hinunter zu den Zehen. Plötzlich war ich überwältigt von der beständigen Erfahrung des Einswerdens. Dies war Kommunion, die ganze Zeit schon in der Nahrung, in meinem Mund und meinem Körper und in der Schrift verborgen und doch nicht zu übersehen!

Im Zen nennen wir etwas, was das Potential hat, uns die Augen für eine tiefere Wahrheit über unser Leben zu öffnen, ein „Dharma-Tor". Jeden Abend stimmen wir im Kloster die Verse an: „Dharma-Tore sind unzählbar. Ich gelobe, in sie einzutreten." Warum sind Dharma-Tore unzählbar? Weil sie allgegenwärtig sind. Alles kann ein Tor zu einer tieferen Wahrheit sein, wenn es uns gelingt, vollkommen still zu sitzen und uns ihm wirklich zu öffnen. Eigentlich ist gar kein Tor da, doch unser verwirrter und abgelenkter Geist bietet uns ein überzeugendes Trugbild von Mauern mit Toren, die geschlossen sind und uns den Zugang zum Garten Eden verwehren. Die „wahre Natur" ist weit offen und stets sichtbar. Doch von dieser, der alltäglichen Seite der Dinge aus sehen wir zahllose Tore. Wenn wir irgendetwas achtsam tun, erhöhen wir die Möglichkeit, dass sich diese Dharma-Tore öffnen. Wenn sich ein Dharma-Tor öffnet, sind wir in der Lage, viele Erfahrungen zu erleben, nach denen wir uns sehnen, die wir gewöhnlich jedoch nicht wahrnehmen: Erfahrungen des Heiligen, der Vertrautheit, des Einsseins, des Überflusses, der Dankbarkeit, des Wohlbefindens und des schlichten Glücks. Essen kann man als etwas Heiliges bezeichnen, weil es durch Achtsamkeit zu einem verlässlichen Dharma-Tor werden kann.

Wir essen und trinken alle mindestens ein paar Mal am Tag. Das heißt, ganz gleich, was in unserem geschäftigen Leben alles geschehen mag, wir haben jeden Tag mehrere Chancen, in einen Ort des Erforschens, einen

Ort der Erneuerung, einen Ort des schlichten Glücks einzutreten. Wenn es uns gelingt, in den grundlegendsten Tätigkeiten unseres Lebens – Atmen, Gehen, Essen, Trinken und Hinlegen zum Schlafen – Glück zu finden, entdecken wir ein uraltes Geheimnis, das Geheimnis, wie wir in unserem Leben wahrhaft glücklich und entspannt werden können. Ich hoffe, Sie experimentieren weiter mit den in diesem Buch vorgestellten Übungen der Achtsamkeit und entdecken neue Welten des Genusses, der Fülle und der Dankbarkeit – sie alle sind mit Sicherheit in dem Getränk in Ihrem Becher und in dem Essen auf Ihrem Teller enthalten.

ANMERKUNGEN

1   Studien zeigen, dass eine Beschränkung der Kalorienzufuhr bei vielen Tieren die Lebens-
    erwartung steigert und bei Menschen eindeutige gesundheitliche Vorteile mit sich bringt.
    Siehe zum Beispiel: Washington University School of Medicine, „Calorie Restriction
    Appears Better Than Exercise at Slowing Primary Aging", Science Daily, 31. Mai 2006
    (*www.sciencedaily.com/releases/2006/05/060531164818.htm*).

Zusammenfassende Tipps

In diesem Buch haben wir uns mit vielen Informationen und Übungen befasst. Hier ist eine kurze Übersicht der wichtigsten Punkte. Vielleicht ist es eine Hilfe, sich diese Liste von Zeit zu Zeit anzusehen, wenn Sie sich darum bemühen, achtsames Essen zum Bestandteil Ihres täglichen Lebens zu machen.

- Bei achtsamem Essen geht es darum, unser geistiges Gewahrsein für unsere Nahrung und unseren Körper vor, während und nach dem Essen zu öffnen.
- Achtsamkeit beim Essen ist urteilsfrei.
- Gewahrsein ist der Schlüssel zum Wandel. Sobald wir etwas wahrnehmen, kann es nicht dasselbe bleiben. Gewahrsein und kleine Änderungen unserer automatischen Verhaltensweisen können im Lauf der Zeit große Veränderungen bewirken.
- Lernen Sie, Ihren Magen- und Zellhunger vor, während und nach dem Essen einzuschätzen.
- Wenn Sie keinen Hunger haben, essen Sie nichts.
- Seien Sie zumindest während der drei ersten Bissen oder Schlücke präsent, wenn Sie anfangen zu essen oder zu trinken.
- Essen Sie kleine Portionen, denken Sie an die „rechte Menge". Nehmen Sie sich so viel Essen, dass Ihr Magen zu zwei Dritteln gefüllt wird.
- Essen Sie langsam und kosten Sie jeden Bissen aus. Finden Sie Wege, beim Essen Pausen einzulegen, etwa indem Sie Ihr Besteck zwischen den einzelnen Bissen hinlegen.

- Kauen Sie Ihr Essen gründlich, bevor Sie es hinunterschlucken.
- Nehmen Sie den Unterschied zwischen „keinen Hunger mehr haben" und „einen vollen Magen haben" wahr. Essen Sie, bis Ihr Magen zu zwei Dritteln gefüllt ist, trinken Sie dann etwas und ruhen Sie sich ein bisschen aus.
- Achtsames Essen schließt auch achtloses Essen ein. Sie können entscheiden, achtlos zu essen, wenn es angebracht ist.
- Leeren ist ebenso wichtig wie Füllen. Dies gilt für den Magen wie für den Geist.
- Nehmen Sie mindestens einmal pro Woche eine ganze Mahlzeit schweigend und achtsam zu sich.
- Seien Sie sich dessen bewusst, dass Essen die Stimmung verändert, und nutzen Sie es als ein gutes Arzneimittel.
- Denken Sie an die Energiebilanz: Rechnen Sie die in Ihren Körper hereingehende Energie gegen die hinausgehende auf.
- Seien Sie sich vor allem dessen bewusst, wann es nicht der Körper, sondern das Herz ist, das nach Nahrung verlangt. Geben Sie ihm die Nahrung, die es braucht. Diese Nahrung kann darin bestehen, zu meditieren oder zu beten, spazieren zu gehen, sich in der Natur aufzuhalten, Musik zu hören oder selbst welche zu machen, mit einem Haustier zu spielen, für jemanden, den Sie lieben oder der Ihre Hilfe braucht, etwas zum Essen zuzubereiten oder einfach mit Menschen zusammenzusitzen und präsent zu sein. Lassen Sie diesen Augenblick Ihr Herz ganz ausfüllen.
- Sagen Sie vor, während und nach dem Essen Dank.

Widmung des Verdienstes

In der buddhistischen Tradition beenden wir Zeiten des Lehrens und der Meditationspraxis mit einer kurzen Widmung des Verdienstes, in der wir unsere Hoffnung zum Ausdruck bringen, dass unser Werk nicht nur uns selbst, sondern allen Wesen zugute kommen möge. In diesem Sinne:

Mögen wir alle frei von Sorge und Angst im Hinblick auf das Essen werden. Mögen wir alle entspannt sein. Mögen wir alle zufrieden sein, während wir diesen kostbaren menschlichen Körper und Geist nähren. Mögen unsere Herzen glücklich und zufrieden sein, während wir den Pfad des Erwachens beschreiten.

Quellenhinweise und weiterführende Informationen

Organisationen

The Center for Mindfulness in Medicine, Health Care,
and Society at the University of Massachusetts Medical School
Das von Dr. Jon Kabat-Zinn, einem Vorreiter bei der Einführung von Achtsamkeit in Schulmedizin und Gesellschaft, gegründete Zentrum organisiert jedes Jahr eine Konferenz, bei der Forschungen zur Stressbewältigung durch Achtsamkeit (mindfulness-based stress reduction, MBSR), einschließlich des Einsatzes von MBSR bei Essstörungen, vorgestellt werden. Siehe www.umassmed.edu.

The Center for Mindful Eating (TCME)
TCME, ein Forum für Fachkräfte, die sich für Achtsamkeit beim Essen interessieren, unterstützt Fachkräfte bei ihrem Wunsch, ihren Patienten dabei zu helfen, eine gesündere Beziehung zu Lebensmitteln und zum Essen aufzubauen und Essen ins Gleichgewicht mit anderen wichtigen Aspekten des Lebens zu bringen.

Bücher und weitere Quellen

ALBERS, SUSAN: *Eating Mindfully: How to End Mindless Eating and Enjoy a Balanced Relationship with Food*, Oakland, Calif.: New Harbinger 2003. Dieses Buch enthält viele nützliche Übungen zum Aufbau von Fähigkeiten, beruhend auf der buddhistischen Lehre der vier Pfeiler der Achtsamkeit. Mehr dazu siehe unter www.eatingmindfully.com.

ALTMAN, DONALD, *Art of the Inner Meal: Foods for Thought and Spiritual Eating*, Los Angeles: Moon Lake Media 1998. Dieses Buch befasst sich mit der spirituellen Grundlage achtsamen Essens in vielen religiösen Traditionen und umfasst eine Reihe praktischer Übungen. Mehr dazu siehe unter www.mindfulpractices.com. Siehe auch Altman, Donald, *Der Mensch ist, wie er isst – Unsere Nahrung bewusst auswählen, liebevoll zubereiten, achtsam essen und trinken*. Aus dem Englischen von Michael Schmidt, München: Integral Verlag 2000.

GERRARD, DON, ONE BOWL: *A Guide to Eating for Body and Spirit*, New York: Marlowe & Company 2001. Eine Anleitung für eine verblüffend einfache Methode, achtsam zu essen und Körper und Geist zu nähren, indem man eine Schale verwendet.

GOODALL, JANE, *Harvest for Hope: A Guide to Mindful Eating*, New York: Warner 2005. Ein Aufruf, etwas zu ändern, indem wir uns darüber informieren, wo unsere Nahrung herkommt und wie unsere Entscheidungen im Bereich des Essens tiefgreifende Auswirkungen auf uns, auf andere Geschöpfe und auf die Erde haben können. Mehr dazu siehe unter www.janegoodall.com.

KABATZNICK, RONNA, *Das Zen des Essens. Buddhistische Weisheit für ausgewogene Ernährung und Idealgewicht*, München: Econ & List 1999. Dieses Buch, dessen Autorin langjährige Erfahrungen in der Meditation hat und gleichzeitig Psychologin mit dem Spezialgebiet Gewichtsmanagement ist, zeigt, wie die grundlegenden Lehren des Buddha, die Vier Edlen Wahrheiten und der Achtfache Pfad, auf Störungen des Essverhaltens angewandt werden können.

NATIONAL CATHOLIC RURAL LIFE CONFERENCE, „Eating Is a Moral Act". Stellt Grundsätze der Ethik des Essens und Einblicke in diese vor. Enthält eine Reihe von Karten zu Themen wie den Rechten des Essers, der Würde von Bauern und Landarbeitern und dem Netz des Lebens. Der Text steht unter www.ncrlc.com/cards.htm zur Verfügung.

ROTH, GENEEN, *Feeding the Hungry Heart: The Experience of Compulsive Eating*, New York: Plume 1993, und *Gönn dir, was dir gut tut. 50 Tipps, sich alle Diäten zu ersparen*, aus dem Amerikanischen von Marion Schmieder, Freiburg im Breisgau: Herder 2000. Roth hat eine Reihe von Büchern über Essstörungen in einem humorvollen, persönlichen und inspirierenden Stil geschrieben. Ein zentrales Thema ist, wie man den Hunger des Herzens erkennen und ihn auf angemessene Weise stillen kann. Mehr unter www.geneenroth.com.

TRIBOLE, EVELYN, UND ELYSE RESCH, *Intuitive Eating: A Revolutionary Program That Works*, überarbeitete Ausgabe, New York: St. Martin's Griffin 2003. Ein Buch darüber, wie man sich beim Essen von Hinweisen des Körpers leiten lassen kann, statt dem kontraproduktiven, verwirrten, kritischen Geist nachzugeben. Mehr unter www.intuitiveeating.com.

KATHOLISCHE BISCHOFSKONFERENZ DER VEREINIGTEN STAATEN. Im Jahr 2003 herausgegebene Erklärung: „Denn ich war hungrig, und ihr habt mir zu essen gegeben." Gedanken über das Stillen des Hungers in der menschlichen Familie, den Schutz der Würde der Bauern und das Bewahren von Gottes Schöpfung. Text unter www.usccb.org/bishops/agricultural.shtml.

WANSINK, BRIAN, *Essen ohne Sinn und Verstand. Wie die Lebensmittelindustrie uns manipuliert*, aus dem Englischen von Sonja Hauser, Frankfurt am Main: Campus Verlag 2008. Eine faszinierende Zusammenstellung der Forschung darüber, wie und warum unser Essverhalten von den Hinweisen der Umwelt und durch Konditionierung gesteuert wird. Dieses Buch ist sehr lustig und gleichzeitig ernüchternd, wenn einem klar wird, dass man ebenso achtlos isst wie die Menschen in diesen Versuchen. Mehr unter www.mindlesseating.com.

Danksagung

Ich danke allen Schülern, die mich – und sich gegenseitig – in unseren Kursen und Workshops zum Thema Achtsamkeit beim Essen viel gelehrt haben, und ganz besonders jenen, deren Geschichten (mit geänderten Namen zum Schutz der Betroffenen) in diesem Buch enthalten sind.

Vielen Dank an Dr. Friederike Eishin Boissevain und an Megrette Fletcher, R.D., deren Enthusiasmus für das Potential des achtsamen Essens zur Linderung des Leids ihrer Patienten mir Klarheit bot, wenn ich einmal den Blick dafür verlor, warum ich mich eigentlich wochenlang vor einer Tastatur und einem flimmernden Bildschirm verkroch.

Ich danke Brian Wansink, der die ungewöhnlichsten und einfallsreichsten Experimente unternommen hat, um die Erkenntnisse, die wir in Kursen zum Thema Achtsamkeit beim Essen gewonnen haben, empirisch zu bestätigen. Zwar bin ich ihm noch nie begegnet, doch ich stelle mir vor, wie sich Brian und seine wissenschaftlichen Mitarbeiter in ihrem Labor an der Cornell University auf die Schenkel klopfen und schallend lachen, wenn sie eine Idee für ein neues Experiment besprechen, und wie sie sich dann auf den Boden fallen lassen und sich vor Lachen wälzen, wenn sie einander die Ergebnisse mitteilen.

Vielen Dank auch an Ajahn Amaro vom Kloster Abhayagiri, der meine vielen Fragen zu Quellen im Pali-Kanon und dazu, wie der Buddha aß, mit dem ihm eigenen Gleichmut und wunderbar trockenen Humor stets geduldig beantwortete.

Schließlich möchte ich dem Verlag Shambhala Publications danken, der den Mut hatte, eine ganz andere Art von Buch zu realisieren. Möge Ihr Vertrauen belohnt werden, wenn nicht hier, dann mit vielen Verdienstpunkten, die im Jenseits eingelöst werden können.

Widmung

Für meine Eltern Bob und Jean Burgess, die mich die Liebe zu allen Arten von Speisen lehrten und die ihr instinktives Verständnis von Achtsamkeit beim Essen an mich weitergaben. Möge Dad im Himmel einen riesigen Tisch mit im Preis reduziertem, angestoßenem Obst und Gemüse sowie mehrere Tage altem Brot vorfinden, und möge es Mom gelingen, ihn davon zu überzeugen, dass Engel nur die allerteuersten und größten Avocados verspeisen.

Für meinen Mann, der von Natur aus nahezu frei ist von jeglichem Verlangen nach Lebensmitteln, abgesehen von Kaffee und Käse. Seine fehlende Begeisterung für Essen ist ein wunderbarer Ausgleich für meine Leidenschaft dafür gewesen.

Die CD zu diesem Buch

erscheint Anfang 2010 im Arbor Verlag.

Unter
http://www.arbor-verlag.de/jan-chozen-bays
halten wir Sie über aktuelle Publikationen und Aktionen der Autorin auf dem Laufenden.

Wenn Sie unseren kostenfreien Newsletter abonnieren, den wir ca. vier mal im Jahr verschicken, werden Sie schon vor der Veröffentlichung der CD von uns informiert. Sie finden diesen Service unter http://www.arbor-verlag.de/arbor-newsletter

Weitere Literatur aus dem Arbor Verlag

Jon Kabat-Zinn

Zur Besinnung kommen

Die Weisheit der Sinne und der Sinn der Achtsamkeit in einer aus den Fugen geratenen Welt

Unsere Gesundheit und unser Wohlergehen stehen auf dem Spiel, wenn es uns nicht gelingt, in dieser aus den Fugen geratenen Welt wieder zur Besinnung zu kommen, als Individuen und als menschliche Gemeinschaft. Dies ist die zentrale These des bekannten Verhaltensmediziners und Meditationslehrers Prof. Dr. Jon Kabat-Zinn, dessen Programm der „Stressbewältigung durch die Praxis der Achtsamkeit" (MBSR) weltweit in immer mehr Universitätskliniken, Krankenhäusern, Gesundheitszentren, aber auch in wirtschaftlichen und politischen Institutionen erfolgreich praktiziert wird.

Wir haben weitgehend den Kontakt verloren zur wahren Wirklichkeit dessen, was wir in unserer Tiefe und in allen unseren Möglichkeiten sind; ebenso zu unserem Körper und zu den „Körperschaften" unserer gesellschaftlichen und politischen Institutionen. Diese Entfremdung von dem, was wirklich ist, macht uns und unsere Gesellschaft auf die Dauer krank. Das Tor, durch das wir erneuten Zugang zu unserem inneren Potential, zu unserem Körper, unseren Gefühlen, unseren Mitmenschen und unseren Organisationen gewinnen können, ist das unserer Sinne – und zu denen zählt der Autor aus buddhistischer Sicht auch den denkenden Geist.

Der Königsweg zu dieser Belebung der Weisheit der Sinne ist die Achtsamkeit. Ihre heilsame Kraft ist in der buddhistischen Meditationspraxis seit zweieinhalb Jahrtausenden erforscht, erprobt und angewendet worden. Dieses Buch zeigt, wie wir mit Hilfe dieser Praxis wieder zur Besinnung kommen und mit allen Sinnen zu einem gesunden und erfüllten Leben in der Gemeinschaft finden können.

ISBN 978-3-936855-17-3

Kabat-Zinn, Jon und Ulrike Kesper-Grossman

Die heilende Kraft der Achtsamkeit

Stärkung der Gesundheit mit Hilfe einer alten buddhistischen Praxis

Das Meditationsprogramm, das durch den Alltag begleitet.
Die auf den CDs praxisnah und leicht umsetzbar vorbereiteten Meditationen haben bereits vielen Menschen geholfen. Zehntausende von Patienten mit Herzbeschwerden, chronischen Schmerzen, Krebs oder anderen schweren, oft unheilbaren Krankheiten profitieren bereits von der heilenden Kraft der Achtsamkeit.

Halbleinen-Buch mit Doppel-CD, ISBN 3-936855-99-9

Jon Kabat-Zinn

Bei sich selbst zuhause sein

Jon Kabat-Zinn wendet sich in den hier vorgelegten Meditationen der Weisheit unserer Sinne zu. Praxisnah und leicht anwendbar sind wir eingeladen, im Hier und Jetzt zu verweilen und dem Leben im Alltag Raum zu geben. Zudem lädt uns Jon Kabat-Zinn hier erstmals zu einer ausführlichen Metta-Meditation ein. Dieses Juwel der Achtsamkeitspraxis stellt die Herzensqualität der liebenden Güte in den Mittelpunkt und erlaubt uns, die Kraft des Herzens in uns selbst und im Kontakt mit anderen in einer tiefen Weise zu neuem Leben zu erwecken.
Seit vielen Jahren wird diese Praxis erfolgreich an der Stress Reduction Clinic im Rahmen der Mindfulness Based Stress Reduction (MBSR) eingesetzt. Zehntausende von Patienten mit Herzbeschwerden, chronischen Schmerzen, Krebs oder anderen schweren, oft unheilbaren Krankheiten profitieren bereits von der heilenden Kraft der Achtsamkeit.
Der deutsche Text wird von Heike Born gesprochen.

Halbleinen-Buch mit Doppel-CD, ISBN 978-3-936855-59-3